HEALING'N.

LE DON NATUREL POUR SOULAGER N'EXISTE PAS !

DEVENEZ MAGNETISEUR

Retrouvez les informations sur le site internet:
http://Healing-N.com

Éditions Patrick Lafforgue

Dépôt légal 2ème trimestre 2018
ISBN: 979-10-699-2184-9

Je m'appelle Patrick Lafforgue, j'ai écrit ce livre qui est le reflet de ma vie et entre récit et analyse de ce qu'a été mon quotidien durant toutes ces années. Il sera une bonne référence pour une ouverture spirituelle. Il servira à démystifier toutes ces zones obscures qui entourent les sciences occultes et tout le côté mercantile qui va avec !!

Je suis « devenu » magnétiseur il y a quelques temps déjà et aujourd'hui je fais partie de l'association HEALING'N et ceci pour permettre au plus grand nombre de personnes d'accéder au soulagement naturel. Cette démarche sans visée médicale, accompagnera les personnes et ceci peu importe leurs traditions, leurs choix religieux, ou leurs classes sociales. Cette action de soulagement je la vérifie régulièrement en aidant les personnes qui subissent des traitements lourds, tel que la chimiothérapie, les rayons, les zona, les verrues, les brûlures et autres désagréments. Accompagner la solitude et le mal être : fléau destructeur qui entoure la maladie et qui rend les personnes atteintes de pathologies graves encore plus vulnérables. Un véritable bienfait incontournable donné sans autres artifices que les mains !!

J'ai écrit cette autobiographie, riche d'enseignements spirituels, sur mon chemin de vie exceptionnel entre coups durs et moments de bonheur et en permanence éclairé par la force de soulagement.
Cela permettra peut être à toutes les personnes qui cherchent une explication sur des événements de leurs vies, ou qui se posent des questions existentielles. A toutes ces personnes je peux apporter avec la lecture de ce livre la confiance et les solutions pour retrouver le bien être intérieur « J'ai les clés » celles qui nous mettent directement en relation avec le magnétisme et sa force ! Le don naturel n'existe pas ! Personne ne naît avec le don de soulager ! Il est bien caché au plus profond de chacun de nous ! Et pour beaucoup de personnes il y restera enfouit pour toute leurs vies sans même prendre conscience qu'il y soit !

Aller chercher la lecture d'un secret au fond des océans c'est possible avec les techniques modernes, aller chercher un secret enfouit très profond sous la terre là aussi c'est possible, aller chercher un secret dans l'espace ce sera possible, mais aller chercher un secret au plus profond de soi même, là c'est très difficile !! Car le levier est immatériel et son accès reste subjectif et subtil à la fois !!

Nous sommes tous égaux ! La seule différence c'est l'importance que l'on y porte parce que l'on a pas forcement conscience de sa propre action à soulager. Pour le reste c'est un rituel ancestral qui vient du fond du temps et qu'il faut faire perdurer et qui nous ouvre vers la lumière...

Les personnes qui souhaitent accéder à mes connaissances pourront entrer en contact avec l'association. Les fonds récupérés concernant la vente de ce livre seront reversés sous forme de dons à la fondation « Anak » du père Mathieu Dauchez qui œuvre pour la cause des enfants perdus de Manille et qui, malheureusement, vivent dans un état de pauvreté indicible. Une véritable passion pour ce prête qui en a fait son sacerdoce.

Effectivement, mon souhait c'est de faire partager mon savoir et mon vécu. Vous allez lire ce voyage exceptionnel qui commence en 1961 jour de ma naissance. Mon histoire commence en 1961, le 4 avril, jour de ma naissance.

Premier jour, première embûche ! Je suis né avec la jaunisse, c'est peut être anodin, mais pour la suite, ceci s'avérera être un fait positif, et même une clé de survie...
Mes parents Yvon et Madeleine étaient agriculteurs dans un petit village du Gers.

Dans la ferme, il y a mon frère Christian, ma sœur Nadine, mes deux oncles, dont Amédé qui était charron charpentier : personnage haut en couleurs, qui comptera beaucoup pour moi, et Georges qui lui, était aide familial. Il y avait aussi ma grand mère Urbanie, et ma tante Augusta.

Ils travaillaient tous très dur, c'était une grande fratrie. Qui comme ces familles de cette génération, ou tous les frères restaient à la maison pour pouvoir subvenir aux besoins de cette grande tribu ! Un quotidien rude, là aussi bordé de déboires, et de bienfaits, avec pour objectif d'assurer des journées interminables pour gagner simplement de quoi payer les factures, simplement ça !!

Les vacances n'existaient pas, ni pour eux ni pour nous, quand nous les avions, c'était le ramassage du foin, l'effeuillage du tabac, et les multiples tâches qui quand même, et malgré tout, étaient rassembleuses. On voyait la famille et les voisins effectuer ensemble ces tâches communes dans une convivialité tellement évidente qu'on n aurait pu croire que ce n'était pas les voisins qui aidaient, mais que se trouvait là, une grande réunion de famille ! C'était une véritable entraide où tous les acteurs devaient obligatoirement s'entendre. On assistait aussi chaque année au dépiquage. Ce jour là, c'était la fête ! Tous les voisins se réunissaient autour de la gerbière : cette grande tour conique formée de gerbes de blés, qu'il fallait transférer manuellement dans une grosse machine, appelée la « dépiqueuse » cette dépiqueuse, fonctionnait reliée à un tracteur enfin dans certains cas c'était une locomotive, elle broyait les tiges de blés pour en extraire les graines: très archaïque ! Mais très efficace, cela rendait les journées très dures, un vrai dur labeur. Heureusement arrivait le midi, où était servi un repas gargantuesque avec la traditionnelle poule au pot farcie ! Je m'en souvient encore ! Il y avait aussi du gibier, et bien sûr, c'est celui qui avait été au préalablement abattu par les chasseurs de la maison ! Sans oublier le bon vin de la ferme, celui là ne faisait pas mal, avec ses petits sept a huit degrés d'alcool, ils pouvaient aisément boire toute la bouteille !!

Oui c'était une véritable entraide, dont personne ne pouvait se passer. Il n'y avait pas comme aujourd'hui, cet isolement des familles, dû sûrement en partie, au fait que l'outil de travail se soit perfectionné, et de ce fait inhibe cette entraide qui avec le temps a généré de l'égoïsme, et aussi un peu de jalousie, il faut quand même le dire !!

En ce temps-là les hommes remplaçaient les machines, quand à nous, qui étions très jeunes, c'était une véritable fête à la maison où tout était permis. Personne ne s'occupaient de nous, nous étions comme des coqs en pâte tellement bien qu'on faisait des bêtises, enfin petites bêtises. Forcement, ils avaient tellement de travail qu'ils nous oubliaient facilement, parce que tout ce qui paraît normal actuellement, était très difficile autrefois, même l'eau ne coulait pas du robinet ! D'ailleurs il n'y en avait pas, et l'évier qui a ce jour est multiple, et magnifique que de design, était unique a cette époque, c'était une pierre creuse qui servait de réservoir et qui aujourd'hui sert de décoration comme un vestige du temps passé ! Et l'eau ils allaient la chercher à tour de rôles à la fontaine qui ce situait quelques centaines de mètres plus bas ! Ce sont ces conditions de vie qui motivaient mes parents à nous mettre chacun et l'un après l'autre, chez Armand notre oncle, qui habite aussi dans le Gers. Il a une petite entreprise de travaux public, qu'il a créé. C'est étrange au moment ou j'écris ces souvenirs, je me sent envahi d'un étrange sentiment ! Le fait d'écrire et de me replonger dans cette période me procure une étrange sensation, comme si le cour de la vie, et l'emprise du quotidien sur mon esprit m'avait fait oublier ces moments là. Un peu comme si j'avais rangé un dossier dans un tiroir, et que je venais de le ressortir, c'est assez bizarre et sympathique à fois, de retrouver par le biais de ce livre, les souvenirs de ce temps ancien, et les sentiments qui l'accompagne !

Mais c'est aussi un véritable bonheur de pouvoir les noircir sur du papier et ainsi de leur faire traverser le temps. Cela servira sûrement dans le futur, à éclairer ma descendance sur le vécu d'un aïeux chose qui malheureusement se perd après le décès des plus anciens qui ne sont plus là pour faire la transmission verbale, et l'on tombe dans l'oubli ! Et si un jour on se lance à faire des recherches généalogiques, on tombera simplement sur des noms presque des anonymes. C'est pour cela aussi que je suis heureux de laisser ces traces. Ils pourront savoir comment on vivait autrefois et puis comparer les évolutions.

Mon histoire en fait commence là, et elle est toujours bordée de problèmes suite à de bon sentiments comme si les deux éléments étaient indissociables. Dans cette famille où vivaient Armand, Manaie et Blaise les rois de la gentillesse de la bonté et de la compassion, et je pèse mes mots, enfin ! Eux aussi, ont aussi passé une vie de labeur, je pense au final que c'était vraiment dur la vie à ce moment là !
Manaie a toujours été malade. Elle avait contracté une infection pulmonaire chronique qui l'handicapait ! J'émets cette définition de la maladie parce que je pense que l'on ne lui a fourni que celle la, et, bien évidemment, ce qui se soigne bien aujourd'hui, ne se soignait pas à l'époque. À ce jour, la médecine traditionnelle allopathique a bien fait avancer les choses. Les médicaments malgré toutes les controverses sont très utiles, je dirais même incontournables, il faut quand même rendre a césar ce qui lui appartient ! Blaise lui, avait connu Manaie lors de son retour de séminaire en Espagne. C'est un endroit où ma mère (donc la fille de Blaise) veut aller. Elle aimerait se rendre a Calahora en Espagne sur les lieux où son père avait étudié, et où il avait passé cinq années de sa vie. D'après ses dires, ça n'avait pas été facile car les pères étaient très durs ! Une discipline d'enfer, la privation ! En n une drôle d'époque !!

Ce passage au séminaire et sa foi jaillissante, avait fait de lui un homme extraordinaire de bonté, et de compassion. À ce moment là, je devais avoir 5 ou 6 ans, et bien sûr j'aimais bien les bonbons ! Manaie le savait, et pour ma venue elle m'avait acheté des berlingots ! Quel bonheur ! À ce train là, le paquet ne va pas tenir longtemps. Je les suçais les uns après les autres !! Hélas, le bonheur fut de courte durée, effectivement à force de courir de pièces en pièces tout en jouant, ce qui devait arriver arriva. Ce malheureux berlingot est venu se loger bien au fond de ma gorge jusqu'à créer l'étouffement !! Tout le monde était désespéré, ma mère tétanisée, ma grand mère n'avait pas de téléphone (d'ailleurs personne ne l'avait). Il fallait partir en vélo ! Elle devait parcourir au moins cinq kilomètres, pour trouver le premier poste téléphonique... Mon oncle ne savait pas quoi faire non plus!! Malheureusement à cette époque, il n'y avait aucune connaissance de l'anatomie humaine.

Aujourd'hui, à travers les cours de secourisme on est quand même dans une autre position. Mais là, aucun levier pour libérer cette gorge...
Le temps passait et passait avec toutes ces inquiétudes, je me retrouvais avec la langue dehors ! Toute bleu ! c'était la n ou pas loin ! À ce moment là, Armand prend une décision ultime, et dit à ma mère « *de toute façon c'est fini pour lui, il doit être mort, je vais aller dans sa gorge avec les doigts, pour essayer de récupérer ce foutu bonbon !* » Et il pris son courage à deux mains ! Et là, est ce son intervention ou une bonne aide du ciel ? le bonbon fut expulsé en quelques secondes... Bien sûr personne ne savait pratiquer le bouche à bouche, donc ma mère me laissa tranquillement sur le lit reprendre vie, et tout le monde a attendu que je revienne a moi.

C'est après quelques heures que tout était revenu normal, c'était la première de mes tristes rencontres avec mon destin.

Après cette malencontreuse affaire, la vie reprenait son cour, dispensée entre labeur et quotidien difficile, l'un n'allant pas sans l'autre ! Mais bien sûr était venue l'heure de faire du vélo ! Ce fameux vélo arrivé un beau matin où je ne l'attendais pas. Mon oncle m'avait offert cette magnifique bicyclette d'occasion, et, à cette époque là, l'occasion avait un réel intérêt: tout ce réparait et en plus avec des pièces d'occasion, ou simplement le système « D » quel bonheur !! Apprendre à tenir dessus était une véritable merveille, où je prenais plaisir à circuler dans la cour, jusqu'au jour où arrivant face à la mare au canard, (évidemment à vive allure) le frein a cassé !

Me voilà embarqué en direction de cette mare qui n'est autre que de l'eau croupie, par un balai quotidien incessant de canards et d'oies ! Le plongeon fut inévitable !
L'ennui est que je ne savais pas nager ! Je commence à me débattre, ma tête bientôt sous l'eau, la noyade semble se dessiner, quand soudain je trouve un obstacle qui n'est autre qu'une roue de voiture, qui elle aussi, avait terminé sa course dans cet endroit.

Telle la partie immergée d'un iceberg, cette roue me tenait en lévitation au dessus de l'eau, bon présage de survie cette lévitation !!

Mon oncle qui me cherchait partout depuis un grand moment se trouva fort surpris de me voir dans cette curieuse position. Il s'empressait de me récupérer, il a eu la peur de sa vie, et se demande encore par quel miracle, j'ai pu me retrouver sur cette roue qui n'était vraiment pas du tout au bord de la mare, mais à plus de deux mètres du bord !!

Encore un mystère non élucidé, suite à cette péripétie malheureuse, j'ai du rejoindre la ferme familiale de mes parents, pour reprendre une vie tranquille dans la quiétude de la campagne gersoise.

Le temps qui passe nous conduit a l'âge de 13 ou 14 ans ou je fais la connaissance de Thierry grand pêcheur, et de Louis René qui habitait dans un très beau château de la renaissance. C'était le troisième larron, quand a Thierry c'est un personnage qui me fascine, il est tout ce que je ne suis pas, et tout ce qui aurait bien fait plaisir à mon père !! Effectivement, il était excellent chasseur, excellent pêcheur, excellent braconnier, je dis il était parce que malheureusement il n'est plus de ce monde la maladie du siècle l'a emporté ! Cette maladie qui ne se soucie même pas de l'âge !!! C'était vraiment trop tôt ! c'était formidable d'apprendre avec lui, toutes ces techniques de pêche et de chasse que lui avait transmis son grand père. Il n'avait même pas besoin de parler, pour expliquer ces pratiques de « raboliot », il fallait juste regarder c'était de la transmission visuelle ! Je me suis donc mis à pêcher puis j'ai passé le permis de chasse c'était formidable. Quand mon père a appris la nouvelle, il s'est fait une fierté de m'acheter un fusil, magnifique arme capable de tirer deux coups, les canons juxtaposés étaient rutilants ! Un outil formidable pour faire l'ouverture ! Dans le Gers, si tu n'es pas chasseur, et pêcheur, tu n'es pas un véritable gersois !! Ce magnifique fusil ! Ah la la !! J'allais le voir en permanence, et j'attendais avec impatience le jour de l'ouverture. Ce fameux jour arriva, je n'ai pas dormi de la nuit d'impatience, j'ai pris soin la veille de garnir ma cartouchière, préparer ma gibecière, tout était au top !!

Le matin de l'ouverture comme un rituel immuable, c'était le petit déjeuner avec le saucisson, le pâté, et les élucubrations de l'ouverture de l'année passée !! Une vraie rigolade où tous les petits soucis du quotidien étaient oubliés : un vrai moment de convivialité !!

Nous voila partis pour cette partie de chasse qui commence. Au détour d'un maïs, mon père avait repéré la veille des faisans, et pour s'assurer l'abattage.

Il se gardait le meilleur poste, et m'envoyait au coin de ce fameux maïs, histoire de se débarrasser de moi !

J'avance tranquillement vers cet endroit où sûrement je ne devais rien voir, mais là, le sort en avait décidé autrement...
Arrivant à l'angle du champs, deux beaux faisans, avec leurs têtes rouges, majestueuses, émergeaient au dessus du millet, où je pense qu'ils étaient entrain de prendre le repas ! Surpris de ma venue ils prennent l'envol, et filent tout droit vers un petit bosquet, moi, en futur chasseur averti, les mets en joue et tire, manque ! retire, et touche le faisan ! Ce dernier chute brutalement au sol, ça y est je l'ai eu !! Je me met à courir très heureux de ma prise et fier de pouvoir annoncer à mon père que j'étais devenu en cet instant un véritable chasseur gersois !! Et que j'entrais par la grande porte dans le milieu très fermé de la chasse.

Arrivant devant ma prise, elle était encore vivante, les yeux grands ouverts, hagards, et même désespérés, je sentais chez ce faisan une grande souffrance, et à ce moment je ne peux pas m'empêcher de le prendre dans mes mains. Une fois saisi, il se met à trembler, tordre son cou dans tout les sens, puis me regarde, et laisse tomber sa tête sur le côté. Il s'effondre...

Le faisan venait de mourir, et cela dans mes mains, ce qui avait eu pour incidence de dédouaner le fusil !! Ce sacré fusil, ce n'était plus lui le meurtrier, c'était moi !! La mort de cet animal qui ne m'avait rien fait, et qui était si beau, m'a conduit directement à un retour précipité à la maison où je reposais les armes, et ni touchait jamais plus !

J'ai encore 40 ans après, ce triste événement : la vision de la mort de cet animal majestueux. Je ne suis pas pour autant devenu végétarien, mais je me refuse à tuer pour le plaisir de tirer, car pour moi ça aurait été simplement cela, vue que je n'aime pas cette viande qui est quand même très forte, alors que paradoxalement j'adore le tir au fusil. Cependant, faute de ball-trap dans notre secteur, je me suis rabattu sur la pêche, divertissement moins barbare malgré l'asphyxie que cela procure.

Louis René lui était plutôt intéressé par la pétanque, où nous nous sommes mis à jouer, c'était quand même moins barbare. Nous partions tous les dimanches dans les concours de village, puis vint l'envie de faire de la compétition où nous nous sommes distingués en remportant le championnat du Gers cadet et de belles finales en junior.

Les boules j'ai une bonne anecdote ! Ma mère, quelque temps auparavant, m'avait emmené chez un acupuncteur qui avait je penses, des dons de soulagement naturel, je dis des dons parce que au delà du fait que le don n'existe pas, une fois le rituel passé, on se trouve avec un véritable don du ciel, « enfin quelque chose que l'on nous a donné », j'insiste là dessus aussi!! Le fait de m'avoir traité, cet acupuncteur a sûrement ouvert chez moi le canal énergétique, enfin celui qui nous permet de transférer le magnétisme! Je penses avec le recul, que quand même j'avais des dispositions ! C'est d'ailleurs ce que je constate tout les jours : certaines personnes qui viennent régulièrement, me confient que leurs mains chauffent de façon inexpliqué après être venu me voir.

Effectivement, moi qui possède « le rituel ancestral », le fait de venir, certaines personnes qui ont des dispositions intérieures spécifiques, je dirais plutôt une grande sensibilité à développer cela, se voient réceptrices de cette ouverture et cela sans même le demander. Comme si c'était leur propre intérieur ; peut être leur âme qui commande à ce moment là, pour ma visite chez l'acupuncteur c'est sûrement ce qu'il c'était passé. Une ouverture a du se pratiquer, à un petit niveau certes, mais ouvert quand même ! C'est le constat que je fais aujourd'hui avec le recul, parce que quand nous allions dans les concours de pétanque en plein hiver, les participants se précipitaient pour récupérer mes boules, et ceci afin de se réchauffer les doigts.

Je me rappelle d'un joueur qui dit en patois « *fait moi passer les boules du petit Lafforgue pour que je me réchauffe les mains* » cela disait « *hem passa las bolos dou pétit Lafforgue inta mes recaouha las mas* ». Ça me faisait bien rigoler, mais à ce moment là, s'était vraiment déclenché, ce processus, que je ne découvrirais que bien plus tard, avait pris place en moi. Le temps a continué à s'écouler, sans me laisser penser qu'un jour je pourrais soulager des personnes avec mes mains.

Il faut aussi que je vous parle de Georges mon oncle qui s'occupait de la scierie. À la ferme, un jour il me donne un billet de 100 francs pour me faire plaisir. Pour le remercier à mon tour, je décide d'aller l'aider à remuer les grumes. J'arrive proche de la scierie, prend un crochet et sur les conseils de ce dernier, je fais basculer les grumes, les unes après les autres. Il était très heureux que l'on travaille ensemble, puis une heure ou deux après, il restait un petit tas de billots de bois, que je décidais de bouger mais malheureusement un billot qui se trouvait sur un équilibre défavorable, glisse et me tombe dessus !! Me voila coincé dessous, avec le talon collé à ma tête !! Ma jambe avait vrillée, je comprends à ce moment là, que quelque chose a cassé. Effectivement, c'est mon fémur qui a rompu sous le poids de l'arbre. Mon oncle n'en revient pas, il ne sait pas quoi faire, affolé il va chercher les secours !! Les pompiers sont arrivés quelques minutes plus tard et m'ont libéré la jambe, enfin libéré est un bien grand mot, elle était quand même cassée ! Ils m'ont donc conduit à la clinique à Auch. Il m'a fallu quelques mois de convalescence pour revenir à l'état d'origine!!! Après toutes ces aventures j'ai appris à faire attention et m'entourer d'interrogations avant de faire une intervention quelconque, l'étourderie c'est là mon moindre défaut !

Je cite dans ce livre toutes ces expériences pour vous faire part par la suite de l'influence d'un traumatisme sur la force de soulagement, parce que pour ma part, je pense que c'est la souffrance physique, la solitude, et l'introspection que j'ai rencontré dans la maladie, ainsi que l'analyse de tous ces événements, m'ont permis de développer la force, et l'envie d'aider les personnes qui souffrent.

Ça a mis aussi en évidence la compassion naturelle que j'éprouve.

Quand quelqu'un vient me voir pour un soulagement naturel, je pose d'abord des question essentielles, tout d'abord, sur le centre de la douleur, il faut vraiment savoir où elle se trouve ? Puis je regarde bien sûr, comment se comporte la personne, ses mimiques, savoir si tout cela ne cache pas un problème nerveux ou autre, et tout cela pour bien cibler l'endroit exact où je vais intervenir. En règle générale, on met les mains à l'endroit où se trouve la douleur ! Mais dans certains cas, il faut faire référence à des points qui n'ont rien à voir avec l'endroit qui fait souffrir : des points spécifiques qui transfèrent le soulagement indirectement. C'est quelque chose que l'on apprend avec le temps, et qui détermine vraiment l'efficacité du soin ! C'est très important parce que malheureusement quand on est magnétiseur, on n'a pas le droit, comme un kinésithérapeute ou autre discipline reconnue, de faire une multitude de séances afin d'obtenir un résultat. Un magnétiseur, déjà, on doute de son pouvoir à soulager, de son efficacité, et c'est normal, parce que cela reste quand même subjectif !! Quand à moi sans prétention, si on pouvait prescrire à un patient plusieurs séances chez le magnétiseur que je suis, waouhh !!! Cela serait super, je pourrais presque garantir à cent pour cent le résultat intéressant en soulagement ! hé non, ça c'est dans mes rêves !! malheureusement je suis sur la corde raide !! Il faut avoir un semblant de résultat dés la première séance pour tout simplement ne pas passer pour un charlatan. Il faut mettre en confiance le patient, en ce qui concerne la séance elle même, il n'y a pas d'équivoque, le ressenti doit être au rendez vous ! Même si le soulagement tarde des fois un peu, le ressenti qu'a le patient suffit à créer une relation de confiance avec le praticien. Il doit obligatoirement sentir ce qu'il se passe. En général le patient ressent des picotements ou de la chaleur dans certains cas du froid ou des vibrations.

Je reprends le cour de mon expérience de vie, ce qui m'amène à vous raconter la rencontre avec Nicole, ma femme.
C'était un soir de fête dans un petit village du Gers que nous avons fait connaissance. Nous nous sommes installes un peu plus tard à Lannemezan. Je travaillais à l'époque dans la vente de produits surgelés à domicile, je faisais de la vente en laissé sur place, auprès des particuliers. Mon secteur à ce moment là, était le pays basque, et aussi une partie du Béarn, un métier très difficile mais le contact humain m'a toujours intéressé. C'est

d'ailleurs pour cela que j'ai choisi cette voie professionnelle puis le commerce. C'était, selon moi, très proche du travail de la campagne : pas d'horaires fixe et une liberté orientée autour du travail. Et ce n'est quand même pas anodin que je choisisse ce travail qui va me mener directement vers la pratique du soulagement naturel !

Au cours de mes tournées dans un petit village du Béarn, un beau jour où j'avais une douleur très violente sur le sternum, une cliente prise de compassion me dit « *il ne faut pas rester comme cela Monsieur vous êtes jeune, mais quand même ça peut être le cœur, faites très attention avec ça* » je lui ai répondu que j'allais consulter parce que j'avais vraiment trop mal !! À ce moment là, elle me dit « *en attendant puisque vous allez chez le docteur, je ne sais pas si vous y croyez mais ici, dans le village il y a un magnétiseur, il est très fort. Il y a beaucoup de monde qui va le voir si cela vous intéresse je l'appelle, c'est un ami il pourra peut être vous prendre* », je lui réplique « *hé bien oui j'y crois, parce que mon grand père faisait ce type de soulagement naturel, il était très connu régionalement, ben oui je suis d'accord* », et ce faisant, la dame l'appelle et me voila parti quelque centaine de mètres plus loin. Un homme était devant la porte, il me paraissait un peu bizarre une drôle de dégaine, enfin passons, mon problème c'était de me soulager de cette douleur, me voyant arriver il me dit de loin *« oui oui c'est ici venez ! Simplement il vous faut acheter une bouteille d'eau minérale, et un sachet de coton que je vais magnétiser comme cela vous pourrez vous faire des compresses magnétiques chez vous. Il vous faudra aussi boire l'eau qui le sera aussi ».* Je pars de ce pas acheter les éléments nécessaires à la bonne marche de mon soin, et reviens le voir quelques minutes plus tard.

Il me fait entrer dans une pièce noire où trône l'icône d'un bouddha sur le mur, une odeur d'encens est très présente, il me fait asseoir sur un fauteuil, et impose ses mains sur mon sternum une devant et l'autre derrière, et reste quelques minutes, relâche et me dit normalement « *C'est bon ! Vous n'aurez pas à revenir, vous êtes soulagé, ça y est !! vous n'aurez plus mal, mais attention vous avez un problème sur le cœur, j'ai ressenti que vous aviez un problème, mais je ne vois pas du tout ce que c'est, c'est très bizarre je n'ai jamais ressenti ça !!* »

« *Est ce grave?* » Lui dis je ! « *Non je ne pense pas mais n'hésitez pas à contrôler* », et il ajoute avec une voix bizarre : « *Par contre je me suis rendu compte en vous traitant, qu'il c'était passé quelque chose, chez vous ça bouillonne, c'est très impressionnant, mais c'est vraiment bouillonnant!! Vous êtes porteur d'une énergie débordante c'est fou !! Pensez bien à ce que je vais vous dire. Vous devriez peut être dans quelques temps, ne précipitez pas les choses, mais intéressez vous au soulagement des personnes ! Vous pourriez y arriver très facilement je pense.* »

Et c'est là que je lui confie que depuis mon passage chez un acupuncteur, mes mains s'étaient mises à chauffer bizarrement, d'ailleurs je suis la coqueluche de tous les pétanqueurs en hiver qui prennent mes boules pour des chaufferettes. Au vu de mes dires, il m'invite à développer mon don, et me dit de prendre un peu de temps, et se propose de me donner l'enseignement .

À ce moment là, j'étais plus intéressé par mon travail que par le magnétisme. Je reparti donc, et miraculeusement la douleur de mon sternum disparaissait. Je ne suis pas allé chez le docteur pour contrôler de quelle origine était ce mal : j'étais déjà convaincu de la possibilité de recevoir un soulagement naturel, comme si cela coulait de source comme si c'était normal !!

Le chemin de ma vie suit son cour un peu comme l'eau dans un ruisseau mais quand même avec quelques obstacles, comme chez tout le monde on va dire.
Un beau soir au retour d'une tournée au pays basque je rentre chez moi et je trouve ma femme en pleurs !!! Stupeur que se passe t'il, et quelle est la nouvelle qui te mets dans cet état ? Et là, dans un demi sanglot elle m'annonce une nouvelle formidable !! Elle attendait un heureux événement futur. Je la rassurait en lui disant que cette nouvelle était très sympathique et que l'on y arriverait, même si nous devions nous serrer la ceinture, nous y arriverons ! Bien sûr neuf mois après cette belle annonce, voici l'heureux événement. Elle s'appelle Emeline, et est arrivée pour le plus grand bonheur de tout le monde. Nous étions trois, c'était super nous allions le week-end dans le gers, voir toute la famille nous coulions des jours paisibles.

Je vous parlait d'Amédé au début de ce récit hé bien oui Amédé a été un élément déclencheur pour le soulagement naturel. Il était comme je vous le disait charpentier charron, et c'est avec lui pendant les vacances, que j'allais me faire un peu d'argent de poche, et c'est la aussi que j'ai appris la fabrication d'une charpente chevillée, ce qui me permet aujourd'hui de fabriquer de petits éléments de hangars a moindre coût !! C'était un super tonton, et marrant en plus, grand déconneur devant l'éternel. Il était prêt à tout moment pour faire rire une assemblée, avec ses blagues. Dans une vie, on rencontre des gens qui comptent beaucoup et qui ont une influence sur notre avenir et là, c'est le cas. L'élément moteur, est quand on lui a décelé la maladie de parkinson, maladie invalidante qui va le conduire à consommer des médicaments, qui vont s'avère dangereux sur le long terme. Effectivement, ce médicament, lui perforait l'estomac, c'était vraiment dur pour lui, et le docteur prend la décision d'arrêter ce dernier, pour protéger sa santé, mais l'effet pervers, c'est qu'il s'était remis à trembler à la suite de cet arrêt, et sa vie sera scellée avec ces tremblements omniprésents !!! J'étais dégoûté!! Nous rentrions en famille de voir mon oncle, je ne pouvais pas parler dans la voiture, mes pensées étaient complètement dispersées !! Et c'est là que me vient une idée de génie !! Je dit à Nicole: *« Il faut que l'on conduise Amédé chez le magnétiseur du Béarn qui a soulagé mon sternum. »*

Qu'à cela ne tienne, le lendemain je prends le téléphone et l'appelle. L'homme décroche, je me présente, il se rappelait de moi, comme une boule de feu !! m'a t'il dit, je lui confie mon cas désespéré et il me dit « *Monsieur Lafforgue ce n'est pas moi qui vais faire quelque chose pour Amédé, c'est vous !! Simplement il faut venir passer deux trois jours avec moi et je pense que vous pourrez rapidement faire des merveilles !* » J'étais très surpris !! Je ne m'attendais pas à cette réplique, j'avais beaucoup de mal à m'imaginer que j'étais capable faire quelque chose d'aussi surprenant avec mes mains, et pourtant il paraissait avoir une confiance absolue en mes talents !

Je décidais donc, au regard de son refus, de m'occuper d'Amédé, d'aller le voir. Je pris donc rendez vous avec ce Monsieur, qui sur un week-end, me montra les techniques qu'il employait, et aussi l'initiation complète qui va avec. À la fin de ce séjour j'étais entouré d'une grande fatigue comme si une mutation intérieure s'opérait en moi, et quelques jours plus tard je me retrouvais avec mes mains qui chauffaient de façon un peu inexpliqué et qui de temps en temps ce mettaient a vibrer !! Et c'est la que j'ai commencé à traiter mon oncle Amédé, et ceci comme le dispensaient mes ancêtres, en lui faisant des impositions de mains sur la tête, emplacement stratégique pour son mal, et bien sur une aide apportée gracieusement.

Un peu de temps a passé, et mes séances ne portaient pas le fruit de mon travail ! Je commençais sérieusement à douter de mes capacités. Quand on commence dans ce métier si l'on est consciencieux, forcement on rencontre le doute, ce doute destructeur !! C'est pour cela que je rappelais mon formateur, en lui expliquant mes déboires, et là il me confie que le soulagement est une science, où l'on ne peut pas réclamer une ponctualité du soulagement. Il faut attendre que ça se mette en place et seulement à ce moment là, le résultat viendra.

En attendant il me conseillait de faire comme si j'avais du résultat et de continuer sans douter. Chose que je me suis exécuté à faire, et un beau jour ma mère me dit *« Tu sais Amédé je ne sais pas ce que tu lui a fais, mais il tremble de moins en moins »*, j'étais un peu septique ! Pour moi il tremblait toujours autant, mais lors du repas de midi oh surprise !! Je me suis rendu compte qu'il pouvait manger à la cuillère sans renverser les aliments !! Ah oui pas mal !! J'ai donc pris conscience que ça pouvait marcher ! J'ai continué tranquillement à le traiter, d'ailleurs c'était mon seul client, il avait toute mon attention, il recevait une séance tous les samedis, je continuais donc à bricoler la maison que nous avions entrepris de retaper. En fait, c'est la maison de Pierre et Renée (les parents de Nicole).

La maison se trouve dans un petit village des Hautes Pyrénées collée à Trie-sur-Baïse. Oui effectivement, à l'époque nous avions un projet de construction, mais Nicole étant fille unique, nous avions aussi l'option de réhabiliter la maison familiale, et de faire un agrandissement de cette dernière, c'est en fait cette option que nous avons prise ! Très avantageuse pour nous, pour garder les enfants, et aussi pour Pierre et Renée, ils se verront accompagnés dans l'âge montant.

Pratiquement à la fin des travaux, Pierre, au détour d'une promenade se trouve émerveillé par un objet volant identifié !! En fait, c'est un ULM, et là c'était un peu le début des cette discipline aérienne.
Il revient et me dit « *Ecoutez Patrick je viens de voir un engin extraordinaire c'est un parisien qui est venu prendre sa retraite pas loin* » petit village à 3 km de ma maison il ajoute « *Vous devriez aller le voir ça va vous plaire, il se propose même de vous faire faire un tour* », je lui répond que j'irais quand j'aurais le temps. Ce n'était pas ma tasse de thé, parce que j'avais fais un baptême en avion de tourisme, et j'avais eu très peur !! Le pilote avait fait ce dernier en période turbulente, et ce n'avait pas été très agréable.

Je continuais donc sur mes travaux, et bien sûr arriva ce qui devait arriver l'ULM me passait à quelques centaines de mètres au dessus de la tête waouhhhh !! C'est super beau !! C'était un pendulaire, une aile delta motorisée il était très beau cet engin !! Et je décidais donc d'aller voir ce Monsieur. J'arrive sur le terrain qui lui servait de base de décollage, je faisais connaissance avec ce pilote qui venait de se poser, il me paraissait très sympathique, nous commencions a parler de son appareil, et il se voyait très rassurant quand à l'emploi et la solidité de ce type de machine, qui était très légère en visuel. Après avoir discuté quelques instant, il me propose de faire un tour il me dit que le temps était calme et que ce serait le bon moment pour profiter pleinement d'un petit voyage aérien. Le personnage semblait très sérieux, ce qui me convainc facilement. Il s'appelait Walter, un gaillard ancien champion de lutte qui avait fait sa carrière à Paris, il était PDG de sa propre entreprise de chauffage, et il me proposait d'enfiler une combinaison, un casque, une paire de gants, et nous voila enfourcher cette curieuse machine. Pour prendre place à l'intérieur pas facile, le confort était succinct, mais une fois à l'intérieur, il était au rendez vous. Je me sentais bien maintenu, bien assis, oui oui !! Ça allait, les casques sont communicatifs, cela rendait l'endroit un peu plus rassurant. Après avoir respecté quelques minutes de chauffe, l'ULM s'aligne et décolle waouhh !!! je serre les fesses, je ne me sent pas du tout l'aise! J'interpelle Walter et lui demande s'il n'y a pas de risques de renversement? Il continue à me rassurer et reste avec un pilotage simple sans faire le zouave !! Ça me va bien, mais quand je regarde comment c'est fabriqué, des tubes en aluminium des câbles, aie aie aie !! Si je sors vivant de cette expérience, je pense que je ne remonterais plus jamais sur un ULM !! Après une bonne demi heure de balade qui m'a paru, au moins une journée !! Walter dirige sa machine vers le champs qui lui sert de piste d'atterrissage, et là, il aligne son ULM, le met en descente, et arrive tel une feuille morte sur le champs!!! Pour moi, c'est la révélation !! Ça y est, l'atterrissage qui était pour moi une grande interrogation m'a fait prendre conscience d'une grande sécurité !! Je suis conquis, j'ai reçu la piqûre ! je sais que je viens de trouver mon futur Hobbie. À partir de ce moment là, je ne voyais pas le temps d'aller à ce champs pour profiter de chaque envol de la machine. Quelques temps après, je m'inscrivais à Livron, petit village du Béarn, où il y avait une école pour ce type de discipline. Après une dizaine d'heures et la partie théorique en poche, me voila lâché !! C'est formidable de voler tout seul à bord de son ULM ! Cette nouvelle activité m'amène à acheter mon propre appareil d'occasion, oui oui !! Et même une vielle occasion que Walter ne manque pas de décrier ! il était un peu embêté de voir celui à qui il avait mis le pied à l'étrier, prendre des risques avec une telle machine, avec dixit une « rogne » : nous n'avions pas le même budget malheureusement !!

Enfin, après avoir changé les bougies et les différentes pièces d'usure, je prenais l'envol, je volais tous les dimanches et au cour de mes vols je rencontrais sur une plate-forme ULM Gaston ancien pilote et fabricant amateur, mais toujours passionné, qui vivait dans le fin fond des baronnies, c'est à dire les près Pyrénées, c'est une région vallonnée, un endroit magnifique, où il avait installé une petite piste qui était au demeurant très belle, elle se situait au bord de l'Arros, petite rivière qui prend sa source non loin de là et qui rejoint le Gers. D'ailleurs il avait choisi cet endroit parce que c'était sa maison natale, et à sa retraite il avait tout plaqué sa femme !! Sa vie citadine, sa famille, pour durant cette dernière, revenir aux sources, et revivre comme vivaient ses parents en cultivant le jardin, la vigne, un petit peu la terre, et enfin quelques céréales pour nourrir tout ce monde puis des poulets, œufs, et plein d'autres produits de la ferme, on pouvait aussi trouver une multitude de chiens et de chats !!! Compagnons de vie, comme s'il exultait la suite d'une privation !! Nous étions donc invités à y aller quelques jours plus tard, pour se mettre les pieds sous la table, et les petits plats dans les grands. Il ne manquait pas de nous dire que l'on se rappellerais de ses talents culinaires !! Mais à ses heures spirituelles, Gaston était rebouteux exorciste !! En parlant de lui et de ses activités occultes, il faut que je vous raconte une anecdote sympa qu'il m'est arrivée, et qui a relancé à mes yeux, quelque chose que j'ai toujours eu du mal à intégrer. C'est le fait que le mauvais sort existe bel et bien !! Enfin attention ce n'est pas commun, en quelques années j'ai du connaître trois ou quatre cas, rien à voir avec ce que développent les marabouts. Pour eux, et sûrement à but lucratif tout le monde est envoûté ! Et il faut savoir que ça coûte très cher de se faire sortir le démon de dessus !! Et ces gens là, voient plus le porte monnaie que le démon !! Je me rappelle de JL qui, pour faire revenir sa femme, qui était partie du domicile conjugal pour très longtemps était allé voir un marabout. Il lui a fait acheter un poulet auquel il a tordu le cou !! Récupérer le sang, les plumes et sûrement avec un rituel vaudou et un bon chèque lui a promis le retour de sa bien aimée. Le malheureux attend encore le retour de sa belle !!!

C'est pour cela aussi que ce livre peut apporter de la lumière, parce que ça peut arriver dans la vie : une succession de problèmes suivis de multiples déboires, et puis on se compare au voisin a qui tout souri, et là on comprend plus, et si on finit par rechercher, si ça ne serait pas le malin qui fait des siennes, hé ! Bé ! La ! Si on donne suite à ces recherches, on va sûrement tomber chez les « malins », non non !! Pas les mêmes ici ce sont les rapetouts !! Qui vont tout mettre en œuvre pour soulager votre porte monnaie !!

Pour revenir à mon histoire je pratiquais, donc des séances sur une personne de Toulouse. Ce Monsieur était venu pour une sciatique, il était gérant d'une grosse concession automobile et sa femme qui fera l'objet de mon histoire, était directrice générale d'un grand institut public, et elle les magnétiseurs fallait surtout pas lui en parler !! C'était tous sans exception des charlatans !!

A la troisième séance, intriguée de voir son mari soulagé aussi rapidement alors qu'il en souffrait depuis très longtemps, éprise de curiosité elle accompagnait son mari pour sûrement voir la tête de celui qui avait réussi cette action !!
En fin de séance, je signifiais au monsieur que c'était fini pour lui, il ne souffrirait plus ! A ce moment là, et très heureux de faire partager cette situation à sa femme incrédule, lui dit, hé toi aussi,

tu as un problème, parles en au magnétiseur tant que nous sommes là !!! Et là, surprise de cette demande, et se retrouvant dans sa position de ne pas croire à tout cela, redressa la tête avec un regard piquant vers son mari et dit « *Je n'ai aucun problème ! Allé on s'en va !!* » Et là le mari reprend et lui dit, allez ça te coûte rien d'essayer ! Puis il me regarde et m'explique que sa femme chaque année, cela a commencé il y a trois ans, la première année, début janvier elle a été prise de malaise. Ces malaises qui ont duré tout le mois puis au trente comme par magie, elle ont disparu, laissant son état très satisfaisant. A la suite de cet événement, elle est allée consulter, et a fait toute une batterie de recherches pour ne rien trouver.

L'année d'après au mois de janvier alors que l'année c'était bien passée, rebelote, les malaises reprenaient !! Et là bien plus fort, elle a dû rester couchée tout le mois. Les recherches médicales ne donnaient rien, ils ne comprenaient pas ce qu'il se passait !!! Elle a même fait des recherches spécialisées pour les maladies tropicales, et rien !! Et comme par magie le trente du mois tout disparaissait un peu comme le soleil qui arrive à la suite d'une perturbation !!

Je pense que cette situation lui avait quand même laissé des inquiétudes ! Mais là tout allait bien ? A suivre.

L'année suivante début décembre, angoisse ! Elle se demandait bien ce qu'il allait se passer, elle appréhendait vraiment ce début janvier, elle se demandait à quelle sauce elle allait être mangée ? Bien sûr et comme vous l'avez compris, les malaises reprenaient, mais bien plus fort. Elle est tombée dans un pseudo coma, a été admise dans un centre hospitalier, et recommencé toute une série de tests, pour se voir au trente du mois revenir à son état normal. Les soignants ont statué sur peut être un problème viral qui aurait atteint le cerveau ? Mais bon grande interrogation quand même.

Après ces explications inattendues, elle reprend en me disant qu'elle appréhendait vraiment cette quatrième année sachant que depuis le départ, cette situation allait crescendo !!

Je lui proposait à ce moment là, simplement et si je pouvais me le permettre de lui faire une exploration. C'est une chose très facile à faire, cela consiste à imposer les mains sur des points bien spécifiques, qui eux libèrent beaucoup d'informations Visio sensorielles.

Je procédais donc à cette imposition de mains, et je partais dans mon centre de la vision, ce que les hindous appellent « aschna chackras » et je me vois survoler une foire, enfin non à regarder d'un peu plus près, ça doit être une brocante, oui c'est une brocante !!! Puis je vois des fer à repasser à l'ancienne ! Oui vous savez ces fers qu'il fallait faire chauffer à la braise, puis aussi des balances !! Je n'insiste pas, parce ce que déjà qu'elle ne croyait en rien, c'était pas la peine que j'en rajoute !!

j'arrête donc mes investigations et lui livre le contenu de ma trouvaille, et lui dis en ces mots, vous, vous faites la collection de fer à repasser et de balances ! Je lui disais cela, parce que la vision que l'on a lors de l'exploration est orientée vers les propres désirs de la personne comme si notre cerveau fixait dans son disque dur ces moments de plaisir et aussi les peurs sont stockées, et après avec l'expérience c'est mon interprétation qui fait le reste.

Après avoir dit ça elle quille la tête !! Surprise, et me dit « *comment vous savez ça vous !!! C'est toi qui lui a dit ?* » en s'adressant à son mari, qui lui rétorque, « *Ah non !! Nous n'avons jamais parlé de toi* ». Au pied du mur elle me confie qu'elle fait bel et bien la collection de fers à repasser, mais pas de balances ! Et que effectivement avec son mari ils suivent les brocantes pour compléter sa superbe collection ?

Pour moi cela ne faisait aucun doute le malheur venait de là, je lui confiait donc, simplement si elle était d'accord, d'examiner les fers à repasser, puis qu'elle ne faisait la collection de balances, voyant que jusque là je disais vrai, et quand même très surprise par ma vision, elle décidait d'accepter !

Nous nous donnions rendez vous le samedi suivant, pour examiner tout cela, j'ai encore le focus de son arrivée !elle était partagée entre inquiétude et désir, oui je pense désir de savoir jusqu'où je pouvais aller, pour essayer de régler son grave problème.

Le coffre de cette somptueuse berline s'ouvre et laisse apparaître environ quatre vingt fers à repasser !! Je commence à avoir les gouttes de sueur sur le front à l'idée de m'attaquer à ce travail !! Je commence donc à les égrener les uns après les autres !!! Oui effectivement j'ai la aussi une clé qui correspond à l'ouverture : quand je dessine cette clé sur un objet ou

une personne ou bien un animal cela me livre en image tout le résidentiel, tout ce que le cerveau a pu stoker ou tout le contenu mystique des objets et autres ! Et là, après avoir « ausculter » tous les fers, si !! Peut être un ou deux avaient un petit quelque chose, mais bon ! Par pour faire ces dégâts ?

Je me retourne vers la dame, un peu déçu de n'avoir rien trouvé, et je lui explique que je me suis trompé, que les fers ne sont porteurs de rien qui pourrait lui créer ce mal être ! A ce moment là son mari me dit : « *Hè monsieur ! Vous aviez parlé d'une balance, je l'ai porté !!* » Nous déposons donc cette balance sur la table de la salle à manger, et je dessine ma clé. Les réactions ne se sont pas fait attendre longtemps !! Un malaise commence à s'installer en moi, et je comprends tout de suite que c'est là !! Que la balance se trouve être l'objet du Délit. Au même moment je décide de faire participer la dame, un peu pour damer son côté incrédule, je lui dit : *« venez madame asseyez vous, je vais préparer la balance, et au moment où je baisse la tête vous appliquez vos mains ! »* Chose qu'elle n'hésite pas à faire dès mon signal. A ce moment précis, elle commence à ressentir le malaise qui revient !! Il est de même nature que celui qu'elle ressent tout les ans, puis prise de panique, s'écrit « *ahhh, c'est quoi ça !!!* »

Je lui explique que la balance est porteuse de quelque chose, et que ce quelque chose vu qu'elle se trouve dans la cuisine, et qu'ils vivent tous les deux à cet endroit, et que elle seule est dérangée, pour moi, je pense que le maléfice est dirigé vers les femmes, et que sûrement ce n'est pas pour cette dame spécialement, non non ! Personne ne lui veut du mal a ce point !! Mais malheureusement elle a acheté quelque chose qu'elle aurait du laisser en place dans cette brocante ! Et qui lui pourri la vie.

Et bien sur, elle était très intéressée par la suite des événements que j'étais sensé lui apporter. Mais quand je lui disais que mon pouvoir s'arrêtait là, le ton a changé immédiatement, elle est passée de l'état d'incrédule à celui de convertie !! Et me dit « *vous ne pouvez pas me laisser comme ça on est au mois de novembre, et je n'ose pas trop penser à ce qui m'attend en janvier !!!* »

Je lui répond que je connais quelqu'un, mais qu'il ne veut plus le faire, je lui déconseille vivement les marabouts qui ne solutionneront que les coutures de son porte monnaie. Là aussi je veux quand même souligner que certains, et malheureusement très très peu sont fiables !

Je pensais qu'elle devait prendre la direction d'un diocèse et se laissé orienter vers un prêtre exorciste !!
Elle me dit « *Non non !!! Votre ami vous l'appelez ! Il faut qu'il me sorte ça de dessus !* ». Sous une telle insistance je prend mon téléphone, et j'appelle Gaston, à qui j'explique succinctement le souci, et là il me confirme qu'il ne peut pas le faire, il me confie aussi que c'est par peur !!! Je confie ces dires, et à ce moment là, la dame me prend le téléphone des doigts, et lui livre son désarroi !! Sous une telle pression Gaston homme de nature charitable laisse apparaître son naturel ! Sa gentillesse légendaire qui prendra le dessus, et au mépris de futurs déboires l'invite à venir dans les baronnies pour faire le nécessaire.
Le rendez vous fut pris, je me propose de conduire ces personnes dans ce village qui est vraiment perdu, et pour trouver sa maison il vaut mieux connaître !
Nous arrivons donc quelques temps plus tard dans ce petit village du pied- mont pyrénéen, magnifique région où l'on a le sentiment que le temps n'a rien changé de cette vie de vallée, de cette vie de simplicité, et que les agressions de la pollution ne sont pas arrivées ici ! La nature nous le montre bien avec ce petit torrent qui coule tranquillement le long de la vallée, d'ailleurs il n'y a pratiquement plus personne, et les seules restantes sont très âgées ! On croise au détour de l'église bordée de son petit cimetière, dans la brume de vallée un chat haïrent et quelques centaines de mètres plus loin, nous voila arrivés chez Gaston ! Je me charge de faire les présentations et laisse ce beau monde à leurs occupations.
Gaston a pratiqué sur cette dame un exorcisme, qui d'ailleurs lui avait été donné par un curé, ce dernier a été très efficace, la balance fut portée dans un feu à la limite de la fusion !! Puis

enterrée sur un croisement quatre routes, c'est là le rituel final, la dame a été libérée et coule aujourd'hui des jours heureux. Gaston, malgré l'insistance de la dame n'a accepté comme paiement que son regard plein de joie.
Ça reste une très belle histoire, que je me plais à raconter dans ce livre parce que malheureusement ça existe on ne sait pas trop d'où ça vient, qui l'à envoyé, pour qui, ce sont sûrement de vieilles histoires, qui font suite a des travaux de magie noire, et qui ont traversé le temps, et bizarrement on rencontre sporadiquement quelques cas ! Mais malheur à celui qui y tombe dessus !!
Enfin après cette aparté je reprends mon histoire, et donc Gaston nous avait invité, c'était pas banal, d'être en permanence plongé dans le monde du soulagement !! À un certain moment quoi que je puisse faire, ça tournait autour du magnétisme... Un peu comme un aimant, d'ailleurs Gaston l'exorciste était aussi rebouteux il usait de cet art pour soulager les personnes qui avaient un lumbago, ou autre pathologie osseuse. C'était un personnage atypique comme tous ces êtres d'exception. Il nous avait convié à manger, et nous avait fait une oie de Guinée farcie au foie gras : « le petit jésus dans la bouche ». Nous nous sommes régalés, il y avait ce jour là, Thierry personnage qui lui aussi a beaucoup compté. Il volait déjà depuis très longtemps, c'était un pro ! Il était atteint d'une maladie très grave, auto immune, son corps refusait son foie c'était très grave, mais à ce moment la maladie gagnait du terrain ! J'en ai profité pour lui faire une séance de magnétisme qu'il a d'ailleurs très apprécié, j'ai lu dans ses yeux un certain intérêt, et aussi de la surprise parce qu'il ne savait pas que ce type de fonctionnement existait et a la sensation de cet échange il paraissait admiratif et curieux à la fois. A la fin de cette belle journée passée ensemble nous retournions chacun chez nous, en nous promettant un nouveau rendez vous de vols.

Le temps a passé et j'ai été emmené à changer de travail : le surgelé j'en avais un peu marre, et je profitais du départ d'un collègue de Pierre mon beau père, pour rentrer dans la société où il travaillait. C'était une entreprise de produits d'hygiène, c'était un peu plus tranquille côté température, moins de kilomètres, et une vie un peu plus en adéquation avec la famille, et là, je pense que le Hazard n'existe pas... au cours de mes tournées, une cliente Henriette me parle d'une discipline qui vient du japon et qu'un maître dispense de temps en temps dans une ville voisine. Elle m'explique sommairement les tenants et les aboutissants, et j'ai reconnu là, peut être une corde supplémentaire pour mon arc. Effectivement, je pense que pour se rendre très efficace c'est aussi une alchimie ! Où l'on peut mélanger tous les thèmes, et dieu sait s'il y en a !! Energie universelle, chi Kong, la sophrologie, méditation, et j'en passe, je pense que toutes ces voies sont porteuses d'ouverture et d'élévation spirituelle.

Je décidais donc de me rendre a cette cession de REIKI art ancestral japonais issu de la connaissance du maître mikao usui. Ce départ n'enchantait que moi, ma famille pensais que je me rendais dans une secte, mais non, pas du tout cela était très bon enfant, ça ce passait à Lannemezan avec Claude et Guylaine les maîtres du moment et Anne marie qui avait créé l'association REIKI, il y avait aussi Anaïs grande convaincue qui elle, a développé son don plutôt dans la voyance et les sensations occultes, elle œuvre actuellement dans une caravane, et a beaucoup de succès !

A l'issu de ce week-end, je me retrouvais au premier degré de REIKI, ça apporte la possibilité de travailler sur soi même, de se donner de l'énergie c'est très passionnant !

Je décide donc de faire le deuxième degré qui a lieu quelques mois plus tard, et puis, bien plus tard, Anne marie était à ce moment là devenue maître à son tour, et j'ai fais le troisième degrés avec elle « c'est pas donné » je décide donc vu le prix d'abandonner l'idée de la maîtrise !! Mais bon quand on aime on compte pas !! Ce que je trouve dommage c'est qu'il y ait tout cet argent qui gravite autour des initiations, et je ne pense pas que le maître Mikao Usui ait donné ses connaissances dans ce but !! Mais c'est comme ça ? C'est peut être pour cela que depuis, un mouvement tranquille et pacifiste, comme le REIKI, et vraiment de qualité, soit relégué au rang de secte !! Encore une fois l'être humain et ses travers sont passés par là !! Parce qu'il existe quand même de très bons endroits pour pratiquer cet art ancestral.

Le REIKI s'est depuis transformé, et au départ du mouvement « alliance » ce mouvement, qui pour lui, faut payer pour être initié. C'est par rapport à cette démarche que l'on a vu apparaître bien plus tard « quintessence ». Certains maîtres qui n'avaient pas la même vision de cet art, ont créé cette nouvelle formule !

Quintessence consiste à donner l'accès à tout le monde, même à celui qui ne peut pas se le payer, et pour celui là, il lui suffit de trouver des nouveaux membres, ce qui lui permet au bout d'un certain nombres de nouveaux arrivants et d'avoir accès à un degré supérieur gratuitement ! Là aussi à mes yeux, c'est un peu bizarre, parce que ça oblige à rabattre des personnes qui peut être ne sont même pas, ou à moitié intéressées, et forcement toutes ces diversités non adaptées ont donné naissance à une troisième lignée mais peu connue celle là. C'est « voie de l'harmonie », ce mouvement est pour moi très intéressant, il est né du grand maître tibétain, qui lui même a reçu la fin des connaissances du maître « mikao usui » mais je ne connais personne, j'ai appris qu'eux donnaient les degrés gratuitement mais il fallait être élu ! Cette élection intervenait à la suite d'une méditation très spécifique portant sur l'intérêt que peut représenter la personne physique intéressée ! Je pense que c'est la meilleure solution.

Le temps a passé tranquillement au rythme de quelques patients qui venaient me voir en soirée après mon travail.
Mais deux ou trois ans après, un beau soir, un monsieur arrive chez moi, il était maître REIKI, il était aussi à ces moments professeur d'art martiaux, et intrigué de ma présence en temps que magnétiseur, mais aussi intrigué par ma notoriété montante dans le milieu, il avait décidé de me rendre visite, pour peut être savoir comment je travaillais, ou tout simplement pour faire connaissance. Il s'appelait Jean c'était un russe de naissance, il avait vécu en Angleterre et était venu en fin de carrière à Tarbes où il résidait, il était marrant très simple pas très fortuné, une vie normale et tranquille ! Ça me plaisait bien.

Nous avons longuement parlé de mon travail, de sa vie, c'était très passionnant, et en fin de discussion il me propose de devenir maître REIKI !! Hum hum ! Je lui répond que vu le prix ce n'était pas possible, le montant qui correspond au passage de la maîtrise n'est pas du tout envisageable, Jean se met à sourire, et me dit « *non non !! Ce n'est pas une question d'argent, moi je suis dans le mouvement voie de l'harmonie, nous, nous ne recherchons pas l'argent, mais simplement l'intérêt que peut apporter le magnétiseur, et je pense que tu le fais très bien, et que peut être, avoir la finalité de l'enseignement REIKI, peut t'apporter beaucoup ! C'est très simple cette semaine on se réunis nous allons parler de toi, et après je t'appelle pour te dire.* » Nous avons stoppé là cette conversation et Jean est reparti. J'éprouvais à ce moment un sentiment particulier je venais de rencontrer quelqu'un que l'argent n'intéressait pas !! Très rare de nos jours.

Quelques jours plus tard je reçois un coup de téléphone, c'était Thierry le fromager du Gers et pilote ULM, qui m'expose, qu'il est en train de divorcer et qu'il avait l'intention de venir s'installer pas loin de chez moi. Il avait trouvé une maison bordée d'un champs qui pouvait servir de piste, mais ce qui l'intéressait le plus, c'était de savoir si mon magnétisme pouvait avoir une influence quelconque sur sa maladie, parce que ça urge !!! La maladie progresse à grands pas, j'étais un peu surpris, et lui demande ce que la médecine pouvait faire pour lui, et là, il me dit « *Rien, la seule chose c'est la transplantation du foie, et je suis sur liste d'attente, mais le temps presse, et je me raccroche à tout.* »

Je lui répond, « *Pour moi, je pense que tu devrais faire les initiations REIKI, peut être pourras tu t'apporter de l'aide enfin t'apporter de l'énergie, pour te permettre d'attendre une éventuelle transplantation ! Ça peut te permettre de continuer jusqu'au jour de l'opération* », il était d'accord, et me dit « *Tu sais je suis non croyant, mais je crois en ce que tu fais, je ressens quelque chose de particulier et de très fort, ça j'y crois quand tu m'as fait la séance chez Gaston l'autre jour j'ai bien ressenti ! Oui j'ai ressenti un grand bien être par la suite !! ». J'étais émerveillé, de voir qu'une personne non croyante, avait décelé dans le magnétisme une force surnaturelle évidente, et que peut être il voyait en ça un véritable sursis. Ce qui est fabuleux à voir, c'est ce que génère le magnétisme, cette lueur d'espoir que cela déclenche chez le patient, c'est une véritable lumière dans la nuit ! Et je pense que c'est très important dans la maladie, ça permet de garder le cap, enfin de garder le moral.*

Quelques temps plus tard, je le présentais à Anne marie, qui était devenue maître REIKI à son tour. Elle lui donna les initiations gratuitement, j'étais très heureux pour lui j'avais l'impression qu'il reprenait goût à la vie, après avoir pratiqué, un bien être évident se mettait en place, il était très content et voyait son avenir moins sombre.

Mais ce fut de courte durée, j'apprenais qu'il avait été hospitalisé suite à une crise, qui avait failli lui coûter la vie, après son retour d'hospitalisation j'allais le voir, il était assis devant la porte, le visage terreux, avec des aspects jaunâtre, peut être un ictère. Nous avons longuement discuté il m'avouait que sa vie était en danger, et que ça pouvais aller très vite ! Il était sur la corde raide, et il ajoute : « *Tu vois on a tous des problèmes, plus ou moins grave mais on en a tous un, toi aussi tu as un problème ! Depuis que je te connais tu as angines sur angines !!* » Effectivement c'est un problème pour moi ! Moins grave que le tien, mais je suis tout le temps malade avec ces angines.

Et puis nous nous sommes quittes en parlant d'un futur tour d'ULM sur les Pyrénées pour remonter le moral.
Trois semaines plus tard j'apprenais le décès de Thierry !! il avait succombé à sa maladie, une crise très forte l'avait emporté, j'étais pris d'une grande tristesse, je restait sans voix ! Ce gars tout jeune, il avait 38 ans quand il est décédé.

Il avait demandé à être incinéré, et je suis donc aller me recueillir sur son cercueil au crématorium, j'ai fais le voyage avec Joël ulmiste lui aussi, qui faisait parti de la base ULM avec Walter. Nous étions devant le cercueil, et quelques minutes avant la crémation, une musique qu'il aimait bien, était mise à l'écoute, nous étions peu nombreux !! Il y avait un calme olympien un calme loin de la foire que l'on peut entendre dans quelques enterrements du secteur, ou certain qui ne voient leur venue que pour faire acte de présence, feraient mieux de rester chez eux !

Et là dans ce calme, je sens une présence invisible mais palpable, je ne bougeais plus, j'étais figé, je savais qu'il allait se passer quelque chose, et quelques secondes plus tard une étrange sensation dans ma gorge, comme si quelqu'un y dessinait des croix successives ! De droite a gauche un espèce de lissage ! Très bizarre, et aussi très agréable j'étais aux anges !! Pour Joël qui se trouvait pas loin de moi cela devenait intenable ! Et pour lui qui ne croyait pas à tout ces phénomènes c'était la surprise !! Il était prêt à se trouver mal, il a été obligé de sortir ! Impossible de rester à l'intérieur, il c'était passé ce jour là quelque chose de magnifique et aussi incompréhensible, j'ai reçu un message de remerciements extraordinaire !! Comme si le fait que je l'ai conduit sur les chemins du soulagement, à un moment difficile pour lui !! Hé bien ! Il me remerciait !!! Fabuleux cadeau! Et aussi joli présage pour notre vie après la mort !!

Je me rappelle encore du retour à la maison, j'ai rigolé sans pouvoir m'arrêter pendant tout le voyage, mais un fou rire énorme !! Lui aussi orienté je pense, parce que ça, ça ne m'étais jamais arrivé de rire de la sorte. Comme si pour ses obsèques il demandait du bonheur et non de la tristesse ! Mais je garderais longtemps en mémoire la vision de sa mère qui repartait du crématorium avec cette urne dans les mains, enfin avec son fils !! On a beau dire le crémation c'est propre mais la vision des chose est un peu horrible !

Quelque temps plus tard les cendres de Thierry, et ce sur sa demande devaient être répandues au dessus du lac de Vassiviére en ULM, mais cause météo elle ont étés répandues manuellement, il n'y avait ce jour là, que les personnes les plus proches, et tout ces gens, ont pu assister à un événement pour le moins surprenant. Le ciel était noir comme de l'encre ce jour là, et au moment où les cendres étaient répandues au bord du lac, ce ciel sombre se dégageait et laissait passer un rayon de soleil, qui éclairait un instant l'urne où reposait les cendres de Thierry ! Un copain ulmiste était là, et il m'a confié avoir vu dans sa vie des phénomènes météos, mais celui là il ne l'avait encore jamais vu !! Et qu'il s'en souviendrait toute sa vie, ses paroles ont été « *Ça je m'en souviendrait longtemps* ».

Et pour ma part, et depuis ce jour là, je n'ai jamais plus eu d'angines, tout cela peut paraître incroyable mais c'est une réalité ce sont les faits, des faits réels, et puis les résultats sont là, et les témoins aussi.
C'est un sacré manque, on aura connu un être d'exception, qui de part son isolement, et son introspection lié à la maladie lui a permis de développer très rapidement un rapprochement avec l'au delà, je pense fermement que c'est ça !! Cet être vivant qui ne croyait en rien quand je l'ai connu, avait je pense intégré avec sa courte expérience spirituelle que la réincarnation existait sûrement, et il me disait aussi avant sa mort « Je ne sais pas si notre âme doit revenir faire un passage sur terre pour purger

quelque chose ? Mais si c'est le cas, ne me cherches pas, comme ces moines tibétains qui sont en permanence à la recherche de leurs frères ! moi je veux pas revenir !!! »

Et la vie continue, et au vu de ce qu'il s'est passé, ces connections d'espoir dans l'après vie, me permet de reprendre plus facilement le quotidien, et en parlant de quotidien, bien sur comme prévu, on peut dire un être s'en va, un autre arrive, hé bien ! C'était là ! NICOLE est partie en urgence dans une clinique tarbaise pour donner naissance a FLORIANE !!

Waouh ! Quel bonheur, et la pour le coup nous étions maintenant, quatre, waouh quelle belle famille !! J'espère voir une bonne magnétiseuse, voir, deux ça seraient mieux, pour cela nous verrons plus tard !!
La semaine commence tout à fait normalement, quand Jean me téléphone pour me dire de passer chez lui pour faire le quatrième degrés REIKI. Je lui rappelle que c'était trop cher pour moi, et là il me dit que c'était gratuit parce qu'il pensait que c'était essentiel pour moi. Je me suis donc rendu chez lui, où j'ai été très bien accueilli, il habitait un appartement vétuste, simple, exactement le reflet de sa vie de simplicité, nous avons passés la matinée ensemble pour la maîtrise de l'enseignement REIKI, et au moment de partir, sa fille rentre en pleurs de l'école se plaignant de ne pas avoir de calculatrice graphique pour l'école ! Et jean de lui dire, pas ce mois ci, il faut attendre !! Je disais au revoir à tout le monde, et fort de cet événement, je partais acheter une calculatrice pour sa fille, estiment, que vu le cadeau que je venais de recevoir c'était la moindre des choses. Je revenais quelques instants plus tard, je frappe à la porte, Jean ouvre, surpris de me revoir si vite, et de me dire « *Tu as oublié quelque chose ?* » Oui oui ! J'ai oublié ça, pour ta fille, il regarde la calculatrice avec un air si perdu, qu'il n'avait même pas besoin de me dire merci, c'était fait !!. Ça aussi ça fait partie des grands moments de ma vie, des moments de bonheur intense, mais moi j'étais très heureux, je me retrouvais maître REIKI, avec des connaissances approfondies du magnétisme, avec en plus une grande connaissance des techniques régionales, techniques qui ont traversées le temps, et qui à l'époque de nos aïeuls, servaient de médecine générale !! J'étais sur la bonne voie, pour réaliser mon rêve de pratiquer le soulagement naturel, et cela sans autres artifices que mes mains !! Il faut d'ailleurs prendre en compte

que si vous rencontrez un magnétiseur, qui vous propose autre chose que son magnétisme, pilules et autres substitue prenez vite la porte ! Il y a de grandes chances que ce soit un imposteur, ou alors il faut qu'il change de catégorie, et se tourner vers la naturopathie. Ce qui est très important, et Moi j'y crois fermement, c'est que l'on se dirige à grands pas, vers une augmentation des cancers, des plus en plus de cas sont relevés, en temps venir, ça va être une catastrophe sanitaire sans pareil ! Heureusement la médecine avance à grands pas, la chirurgie fait des merveilles, mais au milieu de tout cela les rayons brûlent les chairs, et le passage chez le barreur de feu s'impose, des séances de relaxation avant de faire la chimiothérapie ça fait des petits miracles.

J'ai donc décidé de mettre en pratique l'enseignement REIKI, qui pour moi est essentiel ça peut permettre aux personnes malades, de recevoir une énergie dont elle sont déficientes, et quand on traverse ces moment là, instants où la maladie s'installe, il faut mettre toutes les cartes maîtresses dans son jeu, et s'entourer de tout ce qui va être bon pour son corps parce que pendant un grand moment, ce corps va être soumis à rude épreuve !! J'ai donc décidé de faire ma première formation, dispensée sur deux jours, ça m'a permis de m'apercevoir de la force de ces initiations, tous les patients étaient très contents et ils commençaient à maîtriser le transfert de l'énergie sur eux, de se faire du bien, avec la technique d'auto transmission qui apporte un bien être certain, un bien être que l'on sent pénétrer au plus profond de nous et qui nous renforce. Fort de cette expérience très positive, nous avons décidé de poursuivre, et de faire le deuxième degrés, ce qui m'a aussi permis de valider cette formation, mais rapidement j'ai réalisé que ce n'était pas là que je voulais aller, moi ce que je voulais faire, c'était d' apporter le soulagement naturel, parce que l'on en a vraiment besoin, ne serait ce, que pour la tranquillité de l'esprit, on a besoin d'aide, parce que le démarche naturelle de se dire que cela est accessible à tout le monde, que tout le monde peut soulager, ou se soulager, n'est pas encore entré dans les esprits. Certaines personnes vont douter de leur capacité à se soulager, elles préféreront adopter la position de patient, pour s'en remettre à des personnes qu'elles estimeront compétentes.

Je vais vous raconter une histoire qu'il m'est arrivé, c'était en 1999 nous étions partis en famille en vacances en Andalousie nous avions fait le voyage en voiture, le premier jour on pose nos valises, et on décide d'aller visiter l'Alhambra de grenade, bâtisse magnifique ! Située sur un flanc de colline, nous avons passés une superbe après midi ! J'étais le seul à être très fatigué j'ai mis ça sur le compte du voyage, qui d'ailleurs a été très long, plus de 10 heures que j'avais effectué d'un trait, je sais, pas terrible, mais bon !! Nous rentrons à la location, et je vais aux toilettes, et là surprise !! Mes urines sortent toutes noires !!! D'un noir profond, inquiétant, je vais voir Nicole pour lui expliquer, et là, j'ai senti qu'il se passait quelque chose de grave. Le lendemain matin, nous décidons de repartir, au Grand désarroi du loueur qui était désolé pour nous, qui voyait des clients qui venaient d'arriver après un si long périple et qui repartaient aussitôt, nous avons même pris soin de lui expliquer, pour qu'il ne croit pas que c'était à cause du logement.

Arrivés en France, je décide d'aller consulter le docteur qui évoque une infection urinaire carabinée, mais décide quand même de me faire une prise de sang, le résultat ne tarde pas à tomber. Frédéric le docteur me rappelle dans la foulée, et me demande de passer d'urgence, je pars donc rapidement voir mon docteur qui me dit qu'il y avait un gros problème sur le foie, que mon foie ne fonctionnait plus, et que ma prise de sang montrait cette faiblesse assez énorme !! C'est pour cela, qu'au début du livre, je vous disait que mon foie m'avait sauvé la vie, vous allez voir qu'il me l'a vraiment sauvé !! En fait il me l'a sauvé, parce qu'il est fragile enfin non on va dire fainéant ou sensible aux multiples attaques extérieures, et que s'il avait été puissant, robuste, comme certains boit sans soif !! Le phénomène serait passé inaperçu, à ce qu'on ma dit, et que le foie aurait grossi, il se serait adapté a la situation, et je serais mort d'une rupture de la veine cave! Cette veine qui relie le cœur au foie, donc mon docteur téléphone à une clinique, qui me prend rapidement. J'arrive, et bien sûr un peu stressé ! Un docteur vient me chercher à la salle d'attente puis me conduit dans son cabinet, et la suite à d'une échographie du foie, le gastro me dit d'un air inquiet/ rassurant, « *Vous avez un gros problème sur votre foie !! Vous avez au moins 3 litres d'ascite dans le ventre, l'acide c'est une production aqueuse, que le corps génère, à la suite d'un cancer, en fait l'ascite, c'est un peu la phase finale du cancer dans le ventre !* » Et il rajoute, « *On se dirige vers un problème majeur du foie, si vous avez un peu de chance ce sera peut être qu'une cirrhose !* ». Je pense qu'il disait ça pour me rassurer, et là je deviens livide !! Je repensais à ce qu'il c'était passé dernièrement avec Thierry, et ça m'encourageait pas. Et là quand je vous dit que l'on a besoin d'aide, on l'a vraiment besoin cette aide !!parce que l'on passe par des sentiments de colère « mais pourquoi moi ? » On a des sentiments d'injustice, et enfin une grande solitude même bien entouré, avec toute l'empathie que la famille peut déposer à vos pieds, on est seul, seul dans l'infini désertique de notre malheur, seul avec les films noirs qui vont et viennent sans cesse ! Avec, ensuite une certaine agressivité, on ne supporte rien, on perd pied ! Et avant de comprendre cette situation, de l'accepter, acceptation qui va me permettre d'aller mieux psychologiquement, hé bien il en faut du temps !! Puis l'endroit ne favorise rien, on se trouve sur un site ou il y a malheureusement, une énorme concentration de malades, d'ailleurs quand je suis arrivé à ma chambre, un décès venait d'avoir lieu dans une chambre à quelque mètres de la mienne, et là, quelques personnes pleuraient dans le couloir. Je suis donc rentré rapidement dans la mienne, où je me suis installé, et là ça été une nuit d'enfer, il y avait dans celle d'à côté, sûrement une dame qui avait fait la chimiothérapie, elle a vomi toute la nuit dans les wc avec les plaintes qui vont avec ! De l'autre côte c'était je pense une mamie, qui a appelé sa mère toute la nuit au désespoir, enfin pour vous mettre le moral il y a mieux!

Après toutes ces belles pensées, je suis convoqué pour un scanner, le résultat ne confirme pas la trouvaille macabre du docteur ! Je passe ensuite des examens cardiaques que ne donnent rien, et puis à la fin de la semaine le gastro vient me voir et me dit que je peux rentrer chez moi qu'ils n'ont rien trouvé, et qu'il me mettait une batterie de médicaments pour endiguer l'ascite et autre tourments, et que ma maladie était virale ! Et là je demande à aller sur Toulouse pour avoir un autre diagnostic, pour voir autre chose, pour essayer de savoir pourquoi, jetais passé, d'un cancer assuré, à rien du tout !

C'était quand même deux extrêmes, qui ne me plaisait pas plus l'un que l'autre ! le gastro fut d'accord et appuyait ma demande en téléphonant lui même chez un confrère, il me prend donc rendez vous à Purpan au service dieu la foi, où j'arrive quelques jours plus tard dans un bâtiment vétuste, qui donne vraiment le bourdon !!

Le lendemain je suis installé dans une pièce pour une ponction, et biopsie du foie, le gastro procède à une échographie, et me dit à l'issue de cette dernière « *Votre foie n'a rien, les contours sont homogènes la taille normale pour moi c'est tout a fait normal !! Je pense que vous avez un problème cardiaque !!* ». Et il décide alors de prendre les pressions sur les veines reliant le foie au cœur, et là elles étaient très importantes, le docteur avait raison, et moi j'étais soulagé, oui soulagé de savoir que si je mourrais ça allait être rapide ! Après ce côtes lancinant, que je venais de vivre, pour moi là, c'était mieux que de mourir à petit feu et de se voir dépérir.

Peu après le docteur vient me voir à la chambre et me dit qu'il fallait prévoir une chirurgie cardiaque, mais que d'abord il fallait trouver exactement l'endroit qui n'allait pas. Il me demande donc de rester pour continuer les investigations, mais mon problème c'était que la fête des mères était pas loin et ma mère très fragile n'étais pas au courant !! J'ai donc décidé de quitter les lieux au grand désespoir du docteur qui me voyait vraiment en danger ! Il accepta, en me priant, accompagné d'une lettre, de revenir contrôler tout ça à la clinique ; pour identifier le malaise.

La fête des mères passée je prends rendez vous à la clinique avec un cardiologue, à qui je remet la lettre, le docteur en cardiologie pratique l'examen, et me dit stupéfait ! « *Ah oui vous avez un gros problème cardiaque vous avez la moitié d'un ventricule comblé de chair !! Cela doit être très ancien !* » Et moi de demander la suite des événements ? Il me dit qu'il fallait curer le cœur ! C'est pas commun mais faut le faire, c'est ça ou la mort imminente !!

Rendez vous pris a Rangueuil, j'arrive au quatrième étage je suis admis en consultation de cardiologie, où le professeur, surpris de ce diagnostic qui d'après lui m'aurait empêché de vivre si longtemps, décide de refaire tous les examens, et à la suite de ces derniers, revient et me dit « *Mr Lafforgue nous avons identifié votre problème ce n'est pas un comblement de l'apex mais c'est le péricarde l'enveloppe cardiaque qui est épaissie !! Il faut pas curer le cœur, mais le peler !! Comme une orange !!* », je répliquais en demandant mes chances de réussite ? il me dit : « *Cinquante/cinquante nous allons en faire la moitié et faudra faire l'autre de votre coté !! Mais vous avez un gros avantage vous êtes jeune, ça devrait bien se passer !* »

Et là je peux vous dire que l'on passe par toutes les mauvaises pensées de la terre !!! Quand je disais dans le préambule du livre toute la solitude que l'on rencontre dans la maladie, je peux vous dire que les mot ne sont rien !! À côté de ce que l'on ressent.

Ben !! Le rendez vous ultime est pris avec un professeur qui me confie ne jamais avoir fait ça !! Parce que cette opération n'existe plus, tous les chirurgiens qui l'ont pratiqué sont décédés, cette pratique avait lieu dans l'ancien temps pour sauver les personnes qui avaient contracté la tuberculose !

Et la fin de cette maladie c'était la calcification du péricarde, et à ce moment là, c'était la seule issue pour allonger la vie des patients atteints par cette maladie.

Mon opération a duré sept heures et fut couronnée de succès, malgré tout les désagréments qui suivent ce type d'intervention, mais au delà de ça, huit jours après j'étais à la maison !!
Cette maison ! Quand je suis parti d'ailleurs, je n'avais pas du tout intégré le fait que j'y reviendrais un jour ! Donc magnifique surprise, et bien sûr, ma première sortie, ça a été, d'aller survoler les Pyrénées avec mon ULM !! Waouh quel bonheur, je pense avoir volé jusqu'à avoir atteint la réserve de carburant, quel bonheur de savourer à nouveau la vie ! Le fait d'être revenu en bonne santé !! Et grand merci la chirurgie !! Vous savez, on parle beaucoup de tout autre chose, de l'argent, des voyages, mais la base, c est la santé, et je pense que l'on apprécie pas assez cet état de fait, et que quand on l'a, on imagine même pas qu'elle puisse à un certain moment faire défaut !

Ça aussi j'ai pu le constater au fil des personnes qui viennent me voir, pour certaines, c'est même pas la peine d'en parler, elles sont immortelles !! La santé physique, elles l'ont, et elles la pense inébranlable ! Ah oui j'avais oublie de vous dire que le professeur m'avait confié que mon opération, c'était comme l'appendicite, c'est à dire enlever et c'est guéri !! Donc bien évidement, il ne m'a jamais revu malgré le rendez vous fixé un semestre après, enfin si !! Il m'ont revu mais dix-sept ans après, c'était il y a trois ans ça c'est passé sur ce long week-end du 15 août 2015 nous étions allé mangé avec Nicole, à Jazz in Marciac, l'attraction annuelle du jazz dans le Gers, c'était une belle journée ensoleillée, nous en avions profité pour aller manger un peu de foie gras chez Gérard qui a été primé. Or à la foire de Paris pour son foie mi cuit, il faut dire que quand on a goûté à ça, on peut plus s'en passer.

Et donc l'après midi, moment propice, vu la météo pour faire un tour d'ULM, il n'y avait pas de vent, un temps de « curé » comme on dit dans le jargon de l'aviation, ça tombait a pic car je venais d'acheter, il y a quelques temps un autogire, c'est pour ceux qui ne connaissent pas, un petit appareil style hélicoptère en cabine fermé, un véritable petit bijoux reçu en kit d'UKRAINE et que Jacques plombier de son état m'a aidé à monter.

Au retour de Marciac je laissais Nicole a Trie et partait à la base chez Dédé le tôlier !!! Dédé c'est lui qui nous a loué le champs que nous avons validé comme piste d'atterrissage auprès de la préfecture.
Je prépare ma machine, fais le plein, ça serait dommage de tomber en panne de carburant, et puis fin prêt je décolle de la base direction un petit village des hautes Pyrénées qui possède une belle piste pour accueillir les ulmistes. Enfin, ma visite avait un double intérêt le premier, c'est la visite et le second d'aller voir un professionnel du montage de ce type de machine, pour lui montrer la mienne qui depuis un petit moment me paraissait instable, mais, en l'air, ce n'est déjà pas très stable, alors un peu plus un peu moins.

Me voici en visuel de la piste, je me pose et retrouve tout ce monde de l'aviation ultra légère, nous passons un peu de temps à observer les différents points de sécurité et après un bavardage technique, je repars à la base. Le voyage se passe bien, le soleil commence à tomber et me voici en visuel de la piste. Je fais proprement le tour de piste à une hauteur de 150 m, et me présente à l'atterrissage je suis actuellement à une hauteur de 100 m et la la !! Brutalement, la commande principale de vol casse !!! La machine se met à piquer vers le sol, et là instinct de survie ! Je me sort la ceinture de sécurité, j'entre ouvre la porte du gyro, tout en pensent que si je peux être éjecté, peut être que j'aurais une chance de m'en sortir, j'étais tendu mais serein !! Mais ayant fini cette manœuvre je m'aperçois que la terre monte vers moi à une vitesse vertigineuse !! Ça va tellement vite que tout c'est inversé ce n'est plus l'autogire qui tombe mais c'est la terre qui monte, c'est très curieux cette inversion !! Et là, je comprend que je vais mourir !! Que c'est impossible que ça ce passe autrement ! Et ce qu'il se passe dans le cerveau à ce moment là, est extraordinaire de découverte !!

Vous savez, quand vous êtes sur la route et que quelqu'un arrive en face de vous en pleine gauche ! Votre cerveau se projette immédiatement dans le futur, parce qu'il a compris qu'il fallait trouver une solution, et pour le cas présent c'est l'évitement !! C'est l'instinct de survie, mais quand il n'y a plus rien a faire, et que le cerveau n'enregistre, en se projetant dans le futur, que la mort, hé bé la !! Il se projette dans l'après, soit pour ce cas, dans la mort !! C'est une forme d'instinct de survie, et la survie à ce moment là c'est la vie que pourrait avoir l'âme après la mort !!

Cela voudrait peut être dire que la pensée profonde appartient à notre âme, et que le cerveau, aurait peut être enregistré des informations au cours des vies antérieures, et aussi que la vie de l'âme existe bel et bien après la mort du corps, je pense que vu mon ressenti d'extase à ce moment là, il doit se souvenir de choses bienveillantes et très intéressantes, et que le corps physique ne serait que son véhicule !! Véhicule qui le transporte toute une vie, pour au final lui apporter la libération en disparaissant !!

Ça rejoint un peu la pensée bouddhique qui relègue les vies successives à des purges, qui conduise à l'élévation ultime et à la connaissance !!
Alors que moi qui ai été élevé avec Blaise personnage hautement averti

spirituellement, et qui m'a parlé de tout ça en d'autres termes, avec aussi, bien sur une autre philosophie, parce que pour lui, la pensée bouddhiste n'était pas exacte. Il la respectait comme toutes les autres d'ailleurs, mais lui, il me disait que après la mort du corps, l'âme se sublimait de la libération du corps ! Qu'elle montait au ciel et qu'elle restait à la droite du seigneur ! Bien sûr pas comme l'on pourrait l'entendre forcément, la voix n'y est plus ,elle appartient au corps, l'influent devient la pensée, la conscience l'éveil.

Ah ! Le cerveau c'est une machine formidable, et peut-être que nous sommes loin d'en connaître les moindres recoins, d'ailleurs je vais vous citer un petit exemple frappant. Il m'arrive de discuter avec des personnes très âgées, qui me disent toutes, avoir cette curieuse impression de ne pas avoir vécu ! Que la vie serait passée trop vite comme s'ils étaient arrives au bord du gouffre sans avoir pris le temps de savourer la vie !! C'est là aussi un exemple qui confirme que le cerveau se propulse en permanence dans le futur, et le fait d'être jeune et de ne rien voir dans le rétroviseur, lui il regarde loin devant, emporté par les projets et toute une batterie de choses à réaliser que nous nous sommes fixés, nous empêchant si l'on y prend pas garde, de vivre pleinement le présent.

Mais attention la sanction est double parce que dans le futur à ce moment là on ne peut pas y vivre non plus. Et cette sensation de n'être ni dans le présent ni dans le futur rend le temps stérile et sans saveur.
Et donc, au moment ou je prends conscience, que je ne peux pas m'en sortir, et à ce moment bien précis, ou mon compte semble réglé, mon cerveau se projette donc dans le futur, et là bizarrement ! Je n'éprouve aucune peur ! Je repense un instant à ce que me disait mon grand père, et je me dis « Ça y est je suis arrivé au bout de mon chemin de vie c'est aujourd'hui, je vais mourir ! Et ce qui est extraordinaire, c'est que cette pensée macabre n'a engendré chez moi aucune peur, mais de la curiosité j'étais très curieux de savoir comment ça allait faire de passer d'un état à l'autre ! Et j'allais être aux premières loges !!! C'était merveilleux ! Oui magnifique , parce que, à ce moment là, les pensées sont trop restreintes, on a pas le temps de penser à autre chose, si j'avais pensé à ma femme et mes filles, qui me sont si chers, et tout cet environnement qui, quand on y pense en temps normal, nous traumatiserait à l'idée de les laisser.

Et bien à ce moment là je suis envahi, d'un bien être hyper puissant !! Un peu comme si l'on m'avait fait une piqûre de bonheur, ça me montait de tous les cotés, on pourrait croire, que l'accident avait eu lieu, et que j'aurais pu être dans un état second, mais non non !! Il ne c'était encore rien passé ! j'avais toute ma conscience, et aussi une grande sérénité, et ce bonheur m'a suivi tout au long de ma convalescence et encore maintenant, alors bien sûr je le ressens plus faiblement, peut être parce qu'il fait partie de moi ce bonheur, et que je m'y suis habitué, enfin pour moi c'est un cadeau magnifique, et le mot est faible !! Mais ce bien être est quand même bien présent, comme un guide spirituel qui serait en train de me dire en permanence, tout va bien, prends tes décisions, tu ne peux pas te tromper, je suis la !!!

J'ai vécu un moment extraordinaire que sûrement peu de personnes sur la planète ont vécu. Arrivé aux portes de la mort, ne pas la connaître, mais connaître cet instant « d'extase » où l'on sait que c'est fini, que l'on va ailleurs, et que la marche arrière n'existe plus. Je ne veux pas paraître maso mais je suis très heureux d'avoir connu ça ! Très heureux, par le coté rassurant pour l'avenir, rassurant pour celui de la vie après la vie. Je sais comme tout un chacun, que ce moment là, celui de la mort reviendra, et peut être, le fait d'avoir connu tout cela, le rendra plus agréable, mais aussi, et là c'est le corps qui parle, très heureux de pouvoir parler aujourd'hui d'en faire part et d'être toujours là !!

Et aussi de pouvoir affirmer, qu'il y a après la vie une autre forme de vie, bien sur complètement différente, mais qui nous laisse, et j'en suis sûr, des éléments, des souvenirs de ce passage sur terre que l'on a d'ailleurs comme je le disais dans le préambule de grandes difficultés à aller chercher au fond de nous, et que peut être, cette nouvelle vie qui attend notre âme est façonnée par notre parcours d'être vivant, peut être que le corps et le moule pour l'âme. Il y a quelque chose de formidable derrière tout cela et j'ai bien failli tourner la clef dans la serrure, parce que je les avait bel et bien mises dans la serrure « mais aujourd'hui j'ai les clés !!!! »

C'est ce qui m'a aussi décidé à faire ce livre, pour ça, et pour tout ceux qui ont perdu un proche dans un accident, fort de cette expérience je veux leur dire, qu'il ne faut pas penser à la place du défunt parce qu'on pense mal, on pense ce qui nous intéresse pour eux, on pense avec notre souffrance, on pense ce que notre cerveau attristé veut bien aller chercher. Bien souvent il sera en

rapport avec notre propre vécu, et notre propre ressenti, et pas du tout avec le vécu de celui qui est parti, alors que ce n'est pas le notre qui intéresse, à ce moment là, ça n'aura sûrement rien à voir avec la réalité, moi je pense et c'est réel qu'au moment de la mort chaque personne va s'y projeter avec son propre vécu ses propres croyances sa sensibilité, et avec sa propre vision des choses, il ne faut pas penser à leur place !
Ça ne peut qu'augmenter une tristesse qui n'est pas véritablement à sa place. Vous voyez, j'en ai discuté avec Nicole qui avait eu des pensées complètement opposées aux miennes, qu'elle m'imaginait dans le désarroi le plus total, la souffrance mentale, et, elle s'est fait beaucoup de souci alors que moi j'ai vécu cet événement complètement différemment.

Mais c'était quand même pour moi le début d'une histoire pas terrible !! j'étais là, gisant au sol, complètement disloqué, et je reprenais peu à eu mes esprits. A ce moment là, je ressentait une énorme douleur de brûlure que je stoppais rapidement avec mon savoir ! De tellement que quand le docteur du samu s'est jeté sur moi en me disant « *MR je vais vous faire une injection pour la douleur !! Sur une échelle de un a dix à combien estimez vous la douleur ?* », je lui répond « *Hum ! Ça picote un peu ! Et là il pense que je suis dans le coaltar* », il revient à la charge en insistant lourdement « *Mr sur une échelle de un a dix, la douleur !!* » et la sur un sursaut d'énervement, je lui répond sèchement « *J'en sais rien !!! 5 si ça peut vous faire plaisir !!* » Et là je lisait dans ses yeux qu'il avait compris que je ne souffrais pas, il s'empressait d'aller voir Nicole et de lui dire !! Quelques jours plus tard, Nicole recevait des témoignages de sympathie, oui oui ! c'était tous les jours des lettres, j'en ai sélectionné deux trois, et vous laissent quelques instants dans l'intimité de ce magnifique cadeau.

« Lecture des lettres »

Mme D[illegible]

Laborthe-Rivière le 3 février 2015.

Cher Monsieur,

Tout d'abord je vous demande de bien vouloir m'excuser de vous déranger pour mes "petits problèmes" car je sais que vous avez aussi les vôtres à gérer actuellement.

Cependant j'ai tellement de douleurs depuis deux semaines que j'ai besoin d'aide car, comme vous le savez, je ne souhaite pas prendre des anti-inflammatoires qu'on ne manquerait pas de me prescrire le Dr.

C'est donc cette douleur que je ressens au-dessus de la fesse gauche qui est exacerbée la nuit, surtout en fin de nuit, à partir de 3h30 - 4h du matin et qui devient insupportable au fil des jours, combinée à des crampes dans les mollets.

Après votre intervention d'hier soir, j'ai un peu mieux dormi, les douleurs ayant été un peu moins vives ; j'espère une nette amélioration dans les jours qui viennent.

Je vous tiendrai au courant en fin de semaine et vous remercie de vous occuper de moi.

Prenez soin de vous et bon courage pour la rééducation.

[illegible]

Le 27/8.

Madame LAFFORGUE,

J'ai appris ce qui est arrivé à votre mari et tenais à vous dire que je pensais bien à lui. Je m'appelle Joséphine LAVARQUE et il y a 1 an ½, après être venue plusieurs fois voir votre mari, je me suis sentie bizarre. Je suis revenue le voir pour avoir des explications, et avec son grand sourire m'a expliqué que j'avais l'étoffe d'une grande guérisseuse ! Moi je pleurais et lui riait ! Il m'a accompagnée dans la découverte de ce don et m'a enseigné et protégé

pendant plusieurs mois.

Tout ça pour vous dire que si à mon tour je peux l'aider (à ses dires je suis douée ! il y croit d'ailleurs plus que moi parfois ....) je me rendrai totalement disponible. Je crois en sa force de guérison mais un petit coup de pouce pourrait l'aider.

N'hésitez pas si vous le jugez nécessaire à me téléphoner au

Je pense bien à lui.

Cordialement,

Joséphine

Lachelle Bonnefont
le 19 Août 2015.

Comme nous ne nous connaissons pas trop, j'ai préféré prendre le stylo plutôt que le téléphone pour ne pas trop vous déranger.

Quand j'ai appris le dramatique accident de Jean LAFFORGUE, j'ai été anéantie, j'ai pensé beaucoup à vous et aussi à vos filles et puis comme une grande égoïste je me suis mise à pleurer comme une gosse en pensant que maintenant j'allais devoir affronter mon cancer seule : ce combat. Samedi après samedi pendant déjà 8 mois, il m'a aidé, m'a soutenue, remonté le moral pour affronter cette maladie.

Aujourd'hui c'est lui qui est en difficulté. J'espère que tous les gens qu'il a aidé ou guéri feront comme moi. Prierons chacun à leur façon et que toutes ces attentions arrivent à lui pour l'aider à se battre et guérir dans les meilleures conditions.

Dans quelques temps, si vous le permettez, je viendrai prendre de vos nouvelles. Nous pensons très fort à vous.

Amitié

Josy.

Michel MARTINE le 19.8.2015

Cher Monsieur Lafforgue,

Je viens d'apprendre avec surprise et tristesse le grave accident dont vous avez été victime et croyez bien que j'en suis affecté.

Toutes mes pensées vont vers vous et je vous souhaite un prompt rétablissement.

Un accident tient souvent à peu de chose et reste le plus imprévisible des événements – j'espère que vous ne souffrez pas trop malgré vos blessures qui semblent graves.

Votre courage et une aide spirituelle de tous ceux qui croient en vous, qui vous respectent, tout en espérant une fin heureuse qui, le plus souvent, est l'apanage des êtres de belle présence, telle que la vôtre.

A bientôt, cher Monsieur Lafforgue.

Madame Cécile NOGUES vous souhaite un bon rétablissement, avec toute l'énergie qui vous caractérise et qui a bien servi à aider les autres jusqu'ici.

A notre tour de penser à vous, à votre famille

Au plaisir de se revoir à Trie.

Sincères amitiés.

Ce petit mot pour vous témoigner mon encouragement à persévérer dans vos efforts.

Vous avez déjà parcouru du chemin...

Je suis confiante car vous avez toujours su nous donner la force d'avancer !

Meilleurs voeux 2016 à vous et à votre famille !

Christelle BOUZIGUES
et Christophe

C'est avec une grande joie que j'ai appris votre retour à la maison. Depuis ce terrible moment où j'ai appris avec effroi ce dramatique accident vous concernant, je ne cesse chaque jour d'avoir une pensée et une prière pour vous et les vôtres afin que vous vous rétablissiez le plus vite possible.

Je pensais que le jour où vous pourriez vous soigner, vous alliez vous rétablir avec de petits miracles mis bout à bout. Il ne peut en être autrement avec tout le bien que vous avez semé. C'est pour cela que je viens vous souhaiter une bonne année 2016 avec une santé à toute épreuve et un prompt rétablissement ainsi qu'un bon retour auprès des vôtres, auxquels je souhaite également de retrouver en 2016 la sérénité, la joie et le bonheur de vous avoir retrouvé et de fermer cette parenthèse de vos vies le plus vite possible.

Amicalement Sylvie CASTERA

Mon fils TOM et mon époux Patrick se joignent à moi pour vous embrasser.

PS : de grâce plus d'objet volant.

Marseille, le 8 Septembre 2015

Chère Nicole,

Comme je te le disais hier soir au téléphone, je te fais parvenir la prière et la médaille miraculeuse de la part de mon amie Annie.

Patrick a soigné sa fille Lauriane atteinte d'un cancer il y a 2 ans. Elles étaient allées à Lourdes mais n'avaient pas pu passer voir Patrick. Pour l'instant, elle va bien.

Elle a joint également une brochure faite par des religieuses.

J'ai acheté une petite médaille (bleue) à Notre Dame de la Garde, Patrick aime tellement cette basilique !

Toutes ces prières, toute cette amitié, tout cet amour que chacun apportent à Patrick vont contribuer à son

Ah !! Vous êtes revenus très bien !! Cela m'amène à dire que quand je suis rentré pour la première fois chez moi, Nicole m'a fait lire toutes ces lettres d'encouragement, et je dois dire que cela m'a laissé sans voix !! J'étais loin de m'imaginer que j'étais une si grande « star !!! »

Je vais en profiter pour argumenter une lettre ou deux, parce que bien sûr je ne les aient pas choisis au hasard. Je vais commencer par la lettre de Sylvie, nous avons fait un voyage spirituel merveilleux.
La sœur de Sylvie venait me consulter pour différents maux, et un jour, elle me confie le gros problème de sa sœur, atteinte de la sclérose en plaque, et à l'époque sous interféron, son traitement était si fort, qu'elle avait été averti que sa future vie se ferait sans enfants !! Elle ne pourra jamais avoir d'enfants, elle devait avoir à cette époque là, la trentaine, et la suite de sa vie était envisagée avec tristesse, mais elle me confie aussi que même si mes services étaient bons, elle ne viendra sûrement pas, parce qu'elle a déjà vu un guérisseur, qui l'a complètement détruite, en lui racontant que si elle se trouve dans cette situation aujourd'hui, c'est que « dans une vie antérieure d'après lui, elle aurait sûrement tué un ou plusieurs enfants, dixit son service de renseignements ultra sensoriel !! Et quelle était punie dans cette vie là, et qu'il fallait l'accepter, pour que dans ses prochaines vies, elle puisse retrouver le droit chemin !! Waouhh ! C'est beau la vie ! elle devait accepter !!!! et purger cet état. Waouhh !! Quand on a reçu ça en pleine poire effectivement ça fait mal !!

Qu'a cela ne tienne j'avais décidé de lever la punition, enfin d'essayer !! Quelques jours plus tard, et sur les conseil de sa sœur, Sylvie rentre en contact avec moi, je sentais bien que c'était un petit peu en marche arrière, mais bon, faisant tout à fait confiance à sa sœur, nous discutons beaucoup. Plus tard, je lui fixe rendez vous la semaine d'après en soirée, parce que j'avais toujours mon activité de commercial, donc je ne recevais que le soir.

Je la revoie encore arriver tête basse un peu gênée, ou peut être un peu de timidité, enfin elle savait surtout pas trop ce qui l'attendait !! Je l'invite à entrer, et puis elle me confie sa sombre mésaventure, et au fur et à mesure qu'elle parlait, pour moi c'était une évidence je la voyais soulagée, oui oui ! Je la voyais soulagée de son handicap, je ne savais pas comment, mais cela me semblait réalisable, notre échange a duré un grand moment, d'ailleurs ce jour là, nous n'avons fait que ça : discuter. A la fin je lui ai fait une proposition, je lui explique ce que je veux faire, mais bien sûr j'ai besoin de son accord, parce que cela je pense que je ne l'ai pas proposé à beaucoup de personnes !

Elle venait en accord avec son neurologue, de suspendre son traitement d'interféron qu'elle ne supportait pas et qui la rendait vraiment malade !! Et qui ne réglait pas son problème !! Malgré le médicament, elle avait quand même des crises paralysantes ! En fait, je voulais lui passer le don de soulagement, parce que, dans la transmission du savoir par rituel ancestral, chez certaines personnes atteintes de maladie, hé bien ce rituel a un effet extraordinaire, je dirais même un peu miraculeux, et moi j'étais curieux de savoir si ça pouvait l'aider à aller mieux.

Nous avons fait le tour de la question, nous avons mis beaucoup de temps à franchir le pas, parce que malgré tout il y a des inquiétudes, et cela est normal, ça parait bizarre cette transmission ! Et bien ! Ce qui l'a décidé, c'est que malgré l'interféron, il y avait des problèmes, des blocages des membres du mal être, et bizarrement, avec mes séances, je lui réduisait chaque crise rapidement, en deux ou trois séances, elle sentait vraiment que c'était mon travail qui faisait la différence.

C'est pour cela, que je lui dit qu'elle devrait essayer, après avoir encore longuement discuté, nous avons statué qu'en laissant en suspend l'interféron qu'elle ne supportait pas du tout, elle ne risquait qu'une crise ! Et à ce moment là, si cela arrivait, on arrêtait tout, ça voudrait dire que ça ne marche pas, et, elle devrait sans tarder reprendre contact avec son neurologue pour peut être changer son traitement qui ne lui convenait pas. De mon côté, je continuerais à effectuer des traitements de conforts, ce sera toujours ça !!

Quelques jours plus tard Sylvie revenait, je vais dire confiante ! Une relation de confiance s'était établie, et je lui ai donc transféré mon don de magnétisme par rituel, ça été un petit peu merveilleux ! Pour elle qui ne connaissait pas ce monde là, elle s'est retrouvée, quelques jours après, et cela comme par magie, à avoir les mains brûlantes ! Elle sentait bien cette énergie, ce magnétisme couler en elle, c'était magnifique de voir son visage s'illuminer comme si le bonheur était là, comme si j'avais changé le cour des choses, comme si j'avais levé cette punition inter-générationnelle ! Que lui avait annoncé ce pseudo thérapeute, waouhh !! C'était magnifique, je lui expliquait comment travailler sur elle, et les différents points à exciter ou à gorger de cette puissance bénéfique, ce qu'elle fit assidûment.

Le temps a passé tranquillement, je pense un bon semestre voir plus, tout allait très bien. Puis un jour Sylvie m'appelle en catastrophe elle avait une crise, son bras se bloquait ainsi que sa jambe !! Je la convoquait immédiatement, nous faisions deux ou trois séances et tout, redevenait normal !! C'était formidable, ça marchait, enfin pour l'instant !! Tellement bien qu'un beau jour sylvie m'appelait pour me dire que le bonheur, continuait et qu'elle était enceinte de quelques mois et au bout de neuf ce qui devait pas arrivé arriva TOM était là !!! Et là c'est quand même un beau voyage pour Sylvie, qui était condamnée à tout autre chose...

Les années ont passé, et toujours pas de traitement, malgré les petites crises que j'arrivais aisément à endiguer, tout allait bien, elle avait même repris son travail à plein temps ! Mais un jour du mois d'août où Sylvie était en vacances, et moi aussi d'ailleurs !! Elle a fait une crise et ne pouvant pas me joindre, elle s'est rendu aux urgences du secteur !! Surpris de la voir avec cette maladie, aussi ancienne et sans traitement, l'urgentiste lui a administré un traitement d'attaque, à la cortisone, traitement qui a réglé son problème rapidement. Par la suite elle a été dirigé vers son hôpital respectif, qui était sensé la suivre depuis des années ! Arrivée à l'hôpital de sa ville, son neurologue qui bien sur pensait qu'elle en avait changé, vu le temps passé, se trouva fort désappointé quand elle lui confia que non, et qu'elle ne se faisait plus de traitement depuis des années ! Et comment avez vous fait lui demande t'il ? Elle lui confie cette histoire de magnétiseur, qu'il s'empresse de détruire en deux temps trois mouvements, et lui dit en fait que c'est elle, et sa pêche naturelle qui ont stoppé la maladie. Il est aussi très surpris qu'elle ai pu tomber enceinte ! Et devait faire un rapport par rapport au fait qu'il avait ce cas qui, avec un traitement interféron était tombée enceinte, chose impossible !! Mais bon il acquiesce, et lui dit que effectivement, depuis le temps la médecine a fait des progrès, et il lui propose une injection d'un produit différent de celui qu'elle ne supportait pas, et cela périodiquement, et qui n'a pas d'effets secondaires. Elle s'est donc conformé à cette décision, et m'appelle pour m'annoncer tout ça, elle avait pris sa décision c'était très bien ! Et depuis tout va bien pour elle, mais ça méritait bien d'être souligné.

Avant de reprendre le cour de mon accident, je vais vous parler de chouquette ! Chouquette c'est le surnom que je lui ai donné, parce que je lui faisait des séances, et elle me portait des chouquettes, et je vous dit pas les viennoiseries !!! A se mettre a genoux devant !! En fait il s'agit d'un

couple qui est venu prendre sa retraite à côté de chez moi, lui était skyper professionnel, il convoyait des bateaux de luxe tout autour de la planète, et ils avaient acheté une petite maison toute simple bordé d'un joli jardin, exactement comme ils avaient imaginé leur retraite. Mais ce bonheur commence mal, à peine arrivés on lui décelait un cancer du larynx !! C'était pour elle, et je le comprends, c'est la descente aux enfers !! Elle a eu droit à un protocole de chimiothérapie pour lequel je lui donnais de l'aide, ça s'est très bien passé, et par la suite tente cinq séances d'irradiation !! Et là aussi mon intervention a été très bénéfique.
On lui avait annoncé qu'au bout de la cinquième séance ils lui poseraient un sonde naso-gastrique, et ce ne fut pas le cas, elle a fait ces trente cinq séances sans le moindre problème, et même elle avait bronzé du coup !! On avait l'impression qu'elle revenait de vacances au soleil !! Pour elle cela a été un véritable confort au milieu de tout ce tourment, et je dirais même que ça lui a permis de garder le moral, parce ce qu'il lui en a fallu du moral. Mais sa maladie a repris un peu plus tard, et Oncopole a été obligé de pratiquer sur elle l'ablation de son larynx !!

Aujourd'hui chouquette va très bien. Elle reparle à travers son module phonatoire. Je voudrais aussi dire un petit mot sur ce nouveau centre anti-cancer de la région toulousaine, il faut dire que l'on a de la chance d'avoir ce centre à côté de chez nous ! Pour moi c'est l'excellence que ce soit en matière de chirurgie où l'on peut dire que là, ceux sont eux les magiciens !!! Et aussi pour l'accueil, tout le personnel a sûrement été trié sur le volet waouh, ça fait plaisir, quand on traverse ces moments là de se retrouver dans un « cocon » enfin dans un bel endroit entouré de grands professionnels !!

Quand à moi ça commençait !!! un mois et demi de coma organisé, une multitude d'opérations, en traumatologie et chirurgie esthétique, et greffe de peau, j'ai eu arrachement du pied droit, facture de la cheville gauche, fracture du genou droit, fracture du fémur gauche, le nez arraché, fracture du sternum, qui s'était enfoncé dans le poumon, double fracture de la mâchoire, fracture des plateaux occipitaux, une fêlure dans le cerveau avec un hématome dessous, vertèbre cervicale fracturée non déplacée, vertèbre lombaire fracturée non déplacée, les deux épaules luxées ainsi que le coude droit, l'index de la main droite amputé, arrachement de la main droite, et brûlé a trente pour cent du corps, « pronostic vital fortement engagé ». D'ailleurs les soignants qui au passage ont étés formidable, et le mot est faible, annoncent a Nicole que ça ne va pas aller très loin ! La situation de mon poumon rempli de sang, qui faisait suite à la compression du sternum enfoncé, est un problème très très grave et ne comporte pas trop d'issus. C'est à demi mots qu'ils la préparait au pire !!

Et là, quand la descente aux enfers commence, tout s'organise !! L'être humain s'organise !! Et comme je le disais au début de ce livre en parlant du REIKI, que le reiki c'était très bien, une valeur sûre ! Mais l'être humain passant par là, enfin toujours pareil, une minorité, se permettent, de transformer les choses de formidable en quelque choses de douteux!! Simplement pour gagner de l'argent !! C'est ce qui m'emmène à vous raconter, comment peuvent fonctionner certaines personnes, j'insiste, toujours une minorité !

On découvre des facettes complètement inattendues, autour du malheur!! Je pense qu'ils doivent se dire, qu'il faut se servir avant que quelqu'un d'autre le fasse !! C'est hallucinant !! Je m'explique la semaine qui suit mon terrible accident, et c'est vrai que l'on donnait pas cher de ma peau !! Et que mon cas était bien avancé... Un Monsieur qui habitait pas loin, décide, de s'autoproclamer guérisseur magnétiseur et clair voyant, et à temps perdu chasseur de fantômes !! Sa « clairvoyance » était bien réelle!!! Il y voyait surtout de « beaux patients esseulés » a saisir ! Et son idée tirée uniquement par le désir de sauvegarder ces derniers ??? Proposa à Nicole qui était à ce moment là, en phase de non réflexion, il lui proposait de récupérer les personnes qui venaient me voir, et, elle devait donc diriger ces gens, ainsi que ceux qui téléphonaient, vers lui !! Enfin le grand épouillage !! Et qu'il promettait bien sûr, les mêmes services, c'est bien connu tous les magnétiseurs se valent !!?? puis il promettait de tenir à ma disposition un « carnet » ah la la !! Ce carnet !! Il était même, récupérable après ma convalescence, si convalescence il y avait !! Ça me faisait penser aux pilleurs de maisons quand il y a une catastrophe naturelle importante !! Je me suis longtemps posé la question, mais je n'ai pas trouvé pourquoi un tel acharnement !! Pour l'argent sûrement ? vous me direz j'avais le temps de gamberger !! Et puis dans l'état où j'étais je n'étais pas près à lui faire de l'ombre !!

Ma réflexion c'est de dire, malheur à celui qui a un genoux à terre !! Et là, on retombe sur cette célèbre phrase « le malheur des uns fait le bonheur des autres ». En fait j'ai eu la même interrogation à mon travail, où ma clientèle professionnelle vieille de trente ans, de super amis pour la plupart, donc une clientèle qui elle, n'a pas bougé, pendant mon absence, cela simplement pour ne pas me mettre dans la difficulté à mon retour. J'ai d'ailleurs été très très touché de cette démarche venant de mes clients ! Ça prenait à mes yeux encore plus de valeur ! C'est la reconnaissance d'un service de trente ans. Et là fort de cette fidélité, forcement tout le monde voyait, vu mon état là aussi, le gâteau et comme tout gâteau certains visaient la meilleure part, ma clientèle était à ce moment la soumise à rude convoitise !! Je trouvais cela un peu bizarre venant de certains collègues. D'ailleurs anciens dans la société, avec qui nous avions partagés de bon moments, effectivement il y en eu aussi quelques mauvais, mais quand même !? Il y en a même un qui, ouvertement devant quelques autres collègues aurait souhaité, ce sont ses mots « *Il aurait du cramer dans son ULM !!* » Sous entendu, ça aurait évité cette longue attente pour récupérer ses clients !!!?? Waouh quand deux ou trois personnes m'ont raconté cette même histoire, ça m'a fait froid dans le dos !! Vous me direz comme j'y avais eu très chaud, ça contre balançait !! C'était tellement grave comme « réflexion » que certains l'ont vécu comme une véritable agression, et ont étés profondément choqués, cela avait crée chez eux un véritable blocage communicatif, et ce phénomène les empêchaient même de me le dire, tellement c'était fort !! Et de plus ce collègue au demeurant très sympathique, qui luttait au quotidien pour se donner des airs très altruiste et bienveillant, à l'égard de tout le monde, et qui, dès mon retour, comparait et cela très gentiment mon rétablissement à celui de « Lazare » était en réalité un grand « prédateur » !?. Mais c'est vrai aussi, que de derrière son embonpoint, on aurait pu lui donner l'ostie sans confession !! Comme quoi, faut pas se fier aux paroles dites, ni aux apparences, qui parfois peuvent s'avérer trompeuses ! Et peut être prendre le temps d'analyser les non dits, parce que ces gens là si on fouine un peu, je pense que l'on peut les débusquer. Ce sont malheureusement ces comportements ambivalents qui sèment les inimitiés, et rendent les relations dans l'entreprise très difficile.

Dans le commerce c'est bien connu c'est la « guerre » ! Après voila, on trouve cette même démarche dans le « règne animal », je vous laisse imaginer !! J'ai repensé souvent depuis, à cette situation qui me paraissait très bizarre ! Mais c'est vrai aussi que les comportements ont changé depuis quelques années, et vous pouvez constater que entre le début de mon livre où l'amitié et l'entraide sont omniprésents, et puis la fin, soit quarante ans plus tard, il s'est passé beaucoup de choses notamment cette nouvelle génération que nous sommes. C'est elle qui est aux manettes en ce moment, et l'état d'esprit est complètement différent !

On peut s'apercevoir que la spiritualité, se trouve balayée par l'élévation technologique, évolution qui chamboule les esprits et amène les gens à vivre égoïstement comme des immortels, ça expliquerait peut être une partie de ces agissements. Pourtant, ils avaient tous de très bons salaires! Que voulaient t'ils de plus ? bizarre ? C'est peut être tout simplement le

syndrome de la grenouille !!! J'avais vraiment du mal à accepter le fait que certains de mes collègues étaient « tarés » ! Enfin non, surtout dessus de ce constat sur certain êtres humain ! Ce qui est rassurant, c'est que quand même c'est une minorité toujours pareil !! Et puis à force de réflexion, j'ai pensé que cela venait peut être du travail lui même, le métier de commercial est devenu très dur, sur un marché très concurrentiel où malheureusement les petites sociétés, veulent devenir grosses, ou au moins se maintenir, devant des titans, qui, tel un rouleau compresseur veulent tout prendre, donc pression au travail !! Les objectifs qui deviennent très durs à atteindre, je pense que ce sont certain, ou malheureusement beaucoup de dirigeants d'entreprises, pour qui la division est un gage de sécurité, et la pression, l'ultime boost pour avancer, alors, ils entretiennent cette flamme obscure et dévastatrice pour le mental, qui formate les personnes et entraîne des réactions incohérentes. Les effets pervers de ce management engendre le stress la dépression le burn out, et malheureusement dans certains cas extrêmes le suicide, je trouve complètement anormal que le travail puisse conduire au suicide !! Peut être que cette méthode, au final va les desservir? Mais par contre je m'aperçois aussi, que toutes les professions sont touchées par ce phénomène de mal être et de pression au travail !! C'est simple aujourd'hui quand vous allez à la visite médicale, on vous prend pas la tension artérielle, mais on vous demande si vous avez du stress au travail !! On vous pose multiples questions sur votre état d'esprit, et pas trop sur l'état de santé, comme si la santé physique était secondaire !! C'est quand même pas anodin d'entendre ça !! aujourd'hui j'ai quitté l'entreprise, j'ai confié mes clients à Nicolas qui a aujourd'hui, exactement l'âge que j'avais quand j'ai commencé dans cette société, ça me fait très plaisir de savoir que ma clientèle est entre de très bonnes mains, et va servir à aider un jeune à bâtir sa propre vie. Je trouve que cette n est idéale pour moi, j'ai pu transmettre mes clients à un jeune homme qui débute, et exactement comme on l'avait fait pour moi ! Et à qui je souhaite bonne chance ! Mais avant de quitter mon poste de commercial, j'ai eu le bonheur de connaître les futurs dirigeants, qui sont au demeurant très jeunes aujourd'hui, mais j'ai senti qu'ils étaient porteur d'un nouvel état d'esprit ! État d'esprit que l'on retrouve de plus en plus, ça fait plaisir de voir ça, peut être que notre génération aura été un brouillon pour pouvoir réaliser par la suite un « chef d'œuvre » enfin c'est ce que je souhaite, mais en fait si on regarde bien, toutes les Start up qui sont parties de zéro et qui ont réussies très rapidement, travaillent dans cet état d'esprit google, facebook, et autres belles entreprises du web ! C'est quand même plus sympathique pour les salaries !! Ils mettent à disposition des salles de jeux, et essaient de créer des espaces bien être !!! C'est super cette tendance à penser que le bien être du salarié, augmente la productivité et aussi la fidélité, quand on se sent bien dans son entreprise, on a pas envie d'en partir.

Enfin sortons de cette aparté, qu'il fallait quand même souligner !! Donc deux ou trois jours passent, et miracle mon poumon redevient rose comme celui d'un bébé !!! Stupéfaction des soignant qui sont agréablement surpris et qui non pas manqué de venir me le dire à la sortie du coma ! Je revois encore le spécialiste des grands brûlés, qui se penche sur mon lit et me dit ébahi « *Et vous alors* » il ne savait pas comment me dire que j'étais sortie d'affaire, enfin en partie.

En a suivi donc la sortie de la phase comateuse, qui pour le coup ne m'a pas apporté grand chose en matière de sensations ou de connexions extra sensorielles, ça aussi, ça a été très compliqué avec une trachéotomie, branché de partout ! Entre fausse route et problèmes successif ! Mais tout les jours c'était un tuyau en moins, et un autre, et puis un autre !! Jusqu'au jours ou mon transfert dans un centre de rééducation a été organisée pour moi. C'était une belle avancée, mon état était un peu mieux, j'étais couché mais bloqué de partout, je me trouvais sur un lit brancard impossible de bouger ni les jambes ni les bras, ni les mains, même les doigts et la tête étaient bloqués, je pense même les oreilles l'étaient !!! Je plaisante, mais c'était pas loin, en fait on me faisait glissé du lit au brancard, et du brancard sur les tables de kiné avec pour simple compagnie une sonde naso-gastrique pour me nourrir !!! Ce n'était pas du tout au programme de faire plus ! Tout c'était figé !! L'arrivée au centre de rééducation dans l'Hérault a marqué les esprits enfin le mien, les bâtiments, vétustes, une ville qui ne vit qu'au rythme du handicap, les rues sont essentiellement peuplées de personnes qui ont au minimum des béquilles, ou un fauteuil, une jambe en moins etc ; j'avais l'impression d'être rentré dans la quatrième dimension on ne peut pas imaginer cette ville, on a l'impression qu'elle est irréelle !! Je suis conduit dans un bâtiment très vétuste je dirais même catastrophique! J'ai le souvenir d'un voisin de chambre qui est arrivé en même temps que moi et qui pleurait face à son lit ! Pas besoin de bizutage, on est servi naturellement, on m'installait sur le lit les yeux direction le plafond, plafond que j'ai regardé trois jours avant d'avoir une visite des soignants, bien sûr ils sont venus, mais il a fallu que je sollicite leur venue, enfin que je sollicite avec fracas !! Mais bon, d'après l'infirmier ce n'était pas pressé ! J'étais là pour longtemps !!

Le quatrième jour, oh miracle je suis convoqué, du moins poussé, avec mon brancard « rallye » j'arrive dans cette salle, c'est l'infirmerie je suis avec une sonde dans le nez qui me nourri par intermittence, le bruit du moteur fini par énerver, il fonctionne jours et nuit !! Enfin ! Là il y a cinq personnes le cadre docteur, le cadre kinésithérapeute, l'ergothérapeute, la psychologue et l'infirmier de l'étage, ils égrainent tour à tour le programme qui a été mis en place pour moi, donc traitement de la brûlure et différents autres fonctionnements, et à la fin, le cadre docteur me dit avec un air grave ! Des mots que je devais recevoir comme un coup de poignard !! Avec le recul je me dit que peut être que ça fait partie du jeu, qu'il me fallait un électrochoc ! Je n'en sais rien, mais la docteur me regarde, et me dit « *Mr Lafforgue vous allez bien m'écouter, parce qu'il ne faut pas que vous vous fassiez des idées sur votre devenir, il faut que je vous le dise, et croyez bien que ce n'est pas plus facile à dire qu'à écouter ! Vous pourrez pleurer, ça vous libérera ! Mais ça doit être dit,Votre cas est très spécial, vous êtes un polytraumatisé grave !! Il faut que vous intégriez le fait que vous serez parmi nous très longtemps, il y a un gros travail qui nous attend et qui vous attend, il faudra que vous nous aidiez !!* Et là je demande avec une voix qui n'existe pas de faiblesse, combien de temps estimez vous ? « *Au vu de votre dossier, il faut compter deux ans et demi trois ans, mais vous aurez des autorisations de sortie ! Je vous ai organisé un rendez vous avec madame la psychologue pour vous aider à appréhender cette nouvelle !* » Et là je ressens au fond de moi une grande tristesse, mais je n'avais pas du tout envie de lui faire « plaisir », elle ne me Verra pas pleurer !! J'acquiesce !! On me ramène à ma chambre de rêves, et là, retour face vers le plafond, sacré plafond il a du en entendre des plaintes et des complaintes mentales !!

le lendemain bien sûr comme ils n'étaient pas presses, on me laissait avec mon plafond adoré, puis l'infirmier me porte une convocation pour la psychologue, que je suis aller voir. Je lui ai expliqué en détail ma chute comme décrite dans ce livre, elle s'est bien rendu compte, que ça n'avait laissé chez moi aucune trace nocive aucun traumatisme, et que c'était pas la peine de revenir la voir, que j'étais très bien de ce coté la ! On me ramenait dans ma chambre voir le « plafond », et le soir l'infirmier est venu s'asseoir, pour tenter de dédramatiser la situation. Il avait bien remarqué ma tête, à l'annonce du fait que je serais là pour très longtemps, je pense que lui, peut être avec son vécu, ou sa sensibilité, s'est mis à me parler avec des mots que j'emploierai pour un petit enfant, des mots simples naturels, doux, et au fil de la discussion, je lui demande s'il pouvait me dégoter un fauteuil roulant, et là il me dit que non, que ce n'était pas possible, je le suppliais et suppliais, et là il me dit on verra demain. Le lendemain matin il passe sans se préoccuper de mon fauteuil, que je ne manque pas de lui redemander, et là il dit que ce n'était pas possible, et que de toute façon il lui fallait l'avis du docteur. Je lui demande à ce qu'il téléphone à la cadre docteur, ce qu'il t sous mon insistance. Je l'entends téléphoner dans le couloir, et je pense que la toubib a du lui dire « *Allez y si ça vous fais plaisir de vous amuser avec lui, allez y !!* » Et il revient guilleret !! Avec un fauteuil « flambant vieux » et là, je m'en sent vraiment pas !! Comme si ma tête me tirait vers la sortie et mon corps vers l'intérieur !! D'ailleurs cette sensation je l'ai souvent ressenti ! je lui dit vous êtes sûr ? Il réplique, fier de me faire plaisir, « *Vous n'allez pas maintenant que je vous ai trouvé un fauteuil, me dire que vous ne voulez plus ! je vais vous aider à vous mettre dedans, mais vous ne pourrez pas y rester longtemps, dès que vous êtes fatigué, ou que les douleurs s'installent vous m'appelez* » ! Oh hisse, oh hisse, oh hisse !! Et me voila dans le fauteuil waouhh quel bonheur ! Je ne savais pas le bonheur que pouvais procurer un fauteuil roulant, fauteuil qui effraie tout le monde, pour moi c'était un cadeau merveilleux où je restais toute la journée, à la surprise totale de la cadre docteur ! Ce qui a déclenché chez elle un élan de gentillesse mal placée et me dit « *Mr Lafforgue vous êtes resté toute la journée sur le fauteuil roulant !! c'est très bien ! J'ai donc pris les devants, et vous ai loué un fauteuil roulant électrique, comme vous êtes ici pour très très longtemps, vous aurez une meilleure autonomie, vous pourrez aller en ville et autre, c'est très bien !!!* » De son discours je n'ai retenu seulement que j'étais là pour très longtemps !! Et moi croyant avoir fait un exploit, hé bé non, retour à la case départ !!

A la fin de la deuxième semaine et avec une coach d'enfer, j'étais sur les tables de verticalisation, et la, je fais la connaissance de

Vladimir jeune stagiaire kiné, qui va beaucoup compter pour moi, je lui confie mon désir de marcher rapidement ! Il me dit qu'il était en stage pour quatre semaines, et là je lui dit ça tombe bien c'est le bon délai, je dois marcher dans quatre semaine !! Et là il se met a sourire et me dit « *Non ! Non ! C'est pas possible tout est bloqué chez vous, vous êtes resté trop longtemps alité, et puis toutes vos fractures !?* » je lui dit Vlad, on verra, est ce que tu serais d'accord pour m'aider à plier mes bras et faire revenir tous mes membres ainsi que mes doigts, on doit me faire manger, et ça me va pas du tout ? Il est d'accord, et là je lui dit : « *Toi tu fais ton travail, et moi je regarde le plafond !* » Il a de suite été très étonné de me plier les bras et les doigts sans que je souffre, en l'espace de huit jours tout était revenu quasi nickel !! Il y avait aussi mon muscle releveur qui ne fonctionnait plus et pour lequel on m'avait fabriqué une attelle ultra fine qui me maintenait le pied à 45° car ce dernier vu sa déficience de retenue piquait vers le sol au moment de la marche, et cette contention me permettait de marcher, enfin en boitillant. Je cite cela parce que il y a quelque temps j'avais passé le don de soulagement à mes filles qui n'avait d'ailleurs jamais exercé, et là, un dimanche où il pleuvait où nous ne pouvions rien faire que regarder la télévision, il me vient une idée, je demande à Émeline de me faire une séance sur mon releveur pour faire simplement un test, sachant que j'avais intégré le fait de me passer de lui ! Elle commence la séance, et la fait durer au moins un heure, j'avais eu un ressenti de picotements et de lancements dans ma jambe ce qui me faisait très plaisir ! Je me trouvais en position de patient, c'était très agréable, et la semaine suivante il me semblait que je bougeait les doigts des pieds ! J'en fais part a Vlad, qui contrôle mes dires, et il m'annonce que pour lui il ne se passe rien, et que mon compte est réglé de toutes façon ça remarchera pas ! Quelques jours plus tard un dimanche où ma fille est revenu me voir elle m'a refait une séance d'une heure, et la semaine d'après, oh surprise mes doigts commençaient à bouger pour laisser place à une reprise de mon releveur quelque mois plus tard ! Je pense qu'elle avait réussi, et que mon releveur du pied était acceptable de fonctionnement, et aujourd'hui j'ai quitté l'attelle et je marche en faisant attention mais je marche.

La troisième semaine et ça grâce a Vlad, je marchais entre les barres parallèles, et là, quel bonheur !! J'étais debout waouhh !! Je revivais ! Vlad n'en croyait pas ses yeux les personnes qui étaient dans la salle hallucinaient de voir un gars qui arrive sur un lit plat, avec un tuyau dans le nez pour le nourrir, et qui trois semaines après marche !! Mais le problème c'est que j'avais perdu le sens de l'équilibre, et ça ça me semblait impossible à récupérer !! J'étais comme une aiguille à tricoter que l'on essaierait de mettre en équilibre ! C'était sans connaître le professionnalisme de Vlad, qui en deux jours me faisait retrouver l'équilibre, avec de multiples exercices adaptés.

La quatrième semaine, j'arrive à la salle de kiné, et me met entre les barres parallèles, et là ! L'ergothérapeute qui rentre de congés, n'en croit pas ses yeux, et vient stupéfaite discuter avec moi « *Comment avez vous fait ?* ». Je lui réplique que je ne sais pas, et là elle me dit : « *Je me change et j'arrive* », 5 minutes après la voila qui très décidée me dit « *Mr Lafforgue vous prenez deux cannes et on va dans la cour !!! Faites moi confiance, je vous aide* ».

Je regarde Vlad d'un air perdu, histoire de dire ça va peut être un peu trop vite pour moi, à ce moment là, Vlad s'interpose et dit que c'était trop tôt, que je pouvais tomber, arguments balayés immédiatement par Hélène qui me traîne verbalement dehors ! Quel bonheur je marchais ! Oui je marchais tout seul ! Et j'étais dehors, une véritable sensation de revivre et j'ai compris que j'avais gagné et que peut être ça sentait bon la sortie !

On approchait des fêtes de Noël ,et j'ai eu mon autorisation de sortie pour Noël, quatre jours !! J'allais rentrer chez moi !! Et j'avais intégré le fait que pour moi, ça allait pas durer longtemps le séjour au centre de rééducation, les prédictions des cadres soignants tombaient à l'eau avec une avance inconsidérée !!! Le record a été battu !! Je pense que au lieu de rester deux ans et et demi comme c'était prévu, j'allais y rester deux mois.

J'ai passé quatre jours formidable, on savoure tout quand on a été privé de tout !! Tout mes amis sont venus me voir, et m'encourager, la suite, me paraissait envisageable sous de meilleurs hospices. Je repartais peu avant le premier de l'an sachant que la sortie était proche c'est à dire avec le sourire.

Après avoir passé quelques jours supplémentaires je quittais le centre le 23 janvier 2016, mon hospitalisation depuis l'accident avait duré cinq mois !! Le jour de ma sortie l'ergothérapeute est venue me dire au revoir, mais j'ai senti quelle voulait discuter, elle me con ait que, à la dernière réunion de travail qu'ils avaient eu, ils n'avaient parlé que de moi ! Ils se demandait comment j'avais bien pu faire !! C'était pour eux une véritable énigme je lui confiait que j'avais une petite activité de magnétiseur, et que peut être cet état qui m'avait aidé !

Nous sommes quittes après une présentation succincte du coté accueil des curistes, et elle me disait que ce serait bien pour moi de revenir pour en effectuer une ou deux à l'année !! Moi mon souhait le plus cher à ce moment là, était de rentrer chez moi chose que je faisais quelques minutes plus tard.

Je pourrais continuer ce livre à vous parler de mon retour dans l'entreprise, entre mi temps thérapeutique et autre système de retour à l'emploi mais ça ne vaut pas le coup d'être raconté.
La seule chose intéressante, c'est que toutes les personnes qui me connaissent bien, et qui sont au courant de ma vie, m'ont toutes dit « *Patrick il vous faut faire un livre* ».

J'y ai beaucoup pensé, effectivement aujourd'hui où j'ai le temps et le vécu nécessaire je peux aisément produire ce livre, mais surtout ce qui m'intéresse c'est qu'il serve à quelque chose, et ce sera le cas...

Au delà de son contenu j'ai décidé que les bénéfices qu'il pourra générer seront intégralement reversés à la fondation du sacerdoce de père Mathieu Dauchez qui œuvre depuis des années à Manille aux Philippines. Je veux l'aider parce qu'on a parlé des « rapetous » et là nous avons affaire à « un donnetout » !! Et peut être un jour l'espoir de lui rendre visite...

J'ai vu la montagne à laquelle il s'était attaqué, et je me suis dit comme une révélation !! Je peux pas regarder cela et ne pas l'aider ! J'ai donc décidé de faire ce livre, une aide financière pour la fondation ANAK. C'est une réelle motivation de savoir que ce livre peut au delà de son coté rassurant, puisse en plus rendre service à un tel projet.

Ce sera là ma conclusion, il est quand même difficile de savoir d'où vient le soulagement naturel, il garde une grande part de mystère même pour les médecins, qui voient des cas désespérés se voir soulagés de façon mystérieuse. Bien sur le soulagement fait défaut là où on l'attend, mais il peut se manifester quand on avait perdu tout espoir de le recevoir. Personne n'en est donc propriétaire, ni de son interprétation, ni de sa mise en œuvre. Le soulagement restera simplement une libération pour l'homme ! Il faut qu'il donne ce caractère gracieux et harmonieux. J'espère que ce livre vous aura ouvert votre propre horizon, que ce soit pour développer l' aide aux personnes, en prenant la bonne direction, soit pour les personnes qui rencontrent des difficultés, de pouvoir mieux les appréhender !

Il fallait je pense éclaircir tout ce qui se dit en matière de sciences occultes, et surtout ne pas croire tout ce qui ce dit, même si c'est bien dit ,ou même si la personne qui vous en parlé s'attribue une certaine notoriété. Je pense qu'il faut être vigilant, car quand on est à la recherche de l'apprentissage du soulagement naturel, on peut se retrouver sans trop forcer, aux portes d'une secte quelconque ou dangereuse ! Alors à ce moment là, essayez de vérifier ces dires.

Pour le reste, je pense comme je l'ai dit dans ce livre, que l'on se dirige vers une catastrophe sanitaire sans pareil au niveau de la maladie, et que l'on va payer au quintuple la pollution environnante ainsi que la mal bouffe industrielle, et je vous passe les produits chimiques répandus à coup de Milliers de tonnes sur la planète, ce qui a pour effet de décupler les cancers qui sont de plus en plus nombreux, des maladies rares, orphelines, ou auto-immunes, qui font aussi suite aux différents mélanges de carte génétique. C'est quand même vrai, qu'autrefois avant l'évolution de la médecine les gens se protégeaient naturellement contre la maladie, en ne se mariant pas avec des familles porteuses de pathologies graves. Mais, avec l'avancée de la médecine et de la chirurgie ce phénomène a été naturellement balayé de notre fonctionnement, et c'est très bien !! C'est quand même plus intéressant pour les personnes concernées qui aujourd'hui ne subissent plus cette discrimination, et c'est aussi au milieu de toutes ces raisons de comportementalisme, que ce livre prend sa véritable identité. Peut être qu'il permettra dans le temps, de pouvoir comparer l'évolution de ces derniers, il se positionnera comme une trace indélébile de notre propre fonctionnement, différences de comportement que vous avez pu constater sur une quarantaine d'années, et qui fait quand même frémir !!

Pour les personnes désireuses d'aller plus loin, et qui veulent apprendre l'art du magnétisme, je vous donne rendez vous à l'association, et puis, peut être que vous pourrez aussi offrir ce livre plein d'espoir à une personne de votre choix qui traverse un mauvais moment, et dieu sait s'il y en a ! Je pense que ça sera porteur de force et d'espoir, et n'oubliez pas, ces deux éléments sont au plus profond de nous !!!!

Retrouvez les informations sur le site internet:
https://Healing-N.com

Éditions Patrick Lafforgue

www.ingramcontent.com/pod-product-compliance
Lightning Source LLC
LaVergne TN
LVHW091231150826
845673LV00003B/1087

* 9 7 9 1 0 6 9 9 2 1 8 4 9 *